让我们站在更高的角度，
看待疾病、生命和未来。

肝病的真相

朱震宇　杨永平　主编

科学技术文献出版社
SCIENTIFIC AND TECHNICAL DOCUMENTATION PRESS
·北京·

图书在版编目（CIP）数据

肝病的真相 /朱震宇，杨永平主编. —北京：科学技术文献出版社，
2023. 6 (2025.1重印)

ISBN 978-7-5189-9947-7

Ⅰ. ①肝… Ⅱ. ①朱… ②杨… Ⅲ. ①肝疾病—防治 Ⅳ. ① R575

中国版本图书馆 CIP 数据核字（2022）第 238059 号

肝病的真相

策划编辑：王黛君 责任编辑：王黛君 宋嘉婧 责任校对：张 微 责任出版：张志平

出 版 者	科学技术文献出版社
地 址	北京市复兴路15号　邮编100038
编 务 部	（010）58882938，58882087（传真）
发 行 部	（010）58882905，58882870（传真）
邮 购 部	（010）58882873
官 方 网 址	www.stdp.com.cn
发 行 者	科学技术文献出版社发行　全国各地新华书店经销
印 刷 者	北京虎彩文化传播有限公司
版 次	2023 年 6 月第 1 版　2025 年 1 月第 2 次印刷
开 本	880×1230　1/32
字 数	153千
印 张	8.5
书 号	ISBN 978-7-5189-9947-7
定 价	49.80元

编委会名单

主　编：朱震宇　杨永平

副主编：胡瑾华　赵　军　梁　萍　邹正升

编委会：（按姓氏笔画排列）

序言

　　肝脏作为人体内最大的实质性器官，在身体里扮演着极其重要的角色，它具有解毒、合成、代谢、免疫、分泌胆汁、再生和部分造血等功能。一旦肝脏发生病变，将直接影响人体的健康。发生在肝脏的所有疾病统称为肝病，包括脂肪性肝病、感染性肝病、先天遗传代谢性肝病、药物性肝病、酒精性肝病、肿瘤性肝病等，种类繁多。就疾病进程而言，除了急性肝炎之外，还有典型的慢性肝炎、肝硬化和肝癌等三部曲。而且不同肝脏疾病的临床表现、预后和转归也不尽相同。因此，大多数人对于常见的肝脏疾病难以做到充分了解，对这些疾病的认识也存在许多误区。

　　编者所在的中国人民解放军总医院第五医学中心肝病医学部由原中国人民解放军第 302 医院肝病学科群和原陆军总医院肝病研究所整合而成，编设肝病内科、肝病外科、中医肝病科、肝病研究所、消化内镜中心及血透室，现有高职专家 71名，专业技术人员 464 人，是国家中医药管理局示范中西医结合医院、全军中医药研究所、中医药战备化重点实验室、全军肝衰竭诊疗与研究专病中心、全军小儿肝病专病中心。在重症肝病及疑难肝病诊断、生物治疗及中医中药研发等方面具有独特技术优势，融临床救治、技术创新、科学研究、新药研发、成果转化于一体，是国家临床重点专科、全军重中之重建设学科，也是国家感染性疾病临床研究中心的主体部分。

依托中国人民解放军总医院第五医学中心肝病医学部这一平台，医学部主任杨永平教授组织在肝病领域有深厚造诣的50余名一线专家，以科普的视角，对脂肪性肝病、肝囊肿、酒精性肝病、药物性肝病、病毒性肝炎以及肝癌等常见肝病的病因、致病机制、临床表现、诊治及预防等方面进行了深入浅出的阐述，以期让广大读者全面、系统地了解肝脏疾病的知识，获悉肝病的真相。

中国科学院院士

国家感染性疾病临床医学研究中心主任

目 录

第一章

走进肝脏的神奇世界

认识肝脏

　　肝为人体五脏之一，是身体内以代谢功能为主的一个器官，并扮演着去氧化、储存肝糖、分泌蛋白、调节免疫等作用。肝脏位于人体腹部右上侧。正常肝脏外观呈红褐色，质软，形态呈不规则楔形，成人肝脏重 1～2.5 kg。肝脏由肝动脉和门静脉提供双重血液供应。肝脏血容量相当于人体总量的14%，肝动脉是肝脏的营养血管，内含丰富的氧和营养物质，肝脏血液有1/4来自肝动脉。门静脉是肝的功能血管，肝脏血液有3/4来自于肝门静脉，把来自消化道含有营养的血液送至肝脏"加工"。门静脉由脾静脉和肠系膜上静脉汇合而成，门静脉还与腔静脉间存在侧枝吻合，正常情况下，这些吻合枝是不开放的。当肝脏某些病理因素（如肝硬化）导致血流受阻，就会引起门脉高压，吻合侧支循环开放，可致食管胃底静脉曲张，甚至破裂引起消化道出血。也可引起脾脏淤血肿大，脾功能亢进，引起白细胞、血小板降低。

　　中医则认为，肝脏与胆、目、筋、爪等构成肝系，在五行属木，生疏泄、主藏血，开窍于目，在体合筋，其华在爪，在志为怒，在液为泪，肝与胆相表里。

肝脏功能大盘点

很多物质在肝脏里合成、分解、转化、处理，它就像人体里一座小小的化工厂，发挥物质代谢及解毒等功能。

1. 代谢功能：①蛋白质代谢，肝脏是人体白蛋白唯一的生成器官，球蛋白、血浆白蛋白、纤维蛋白原和凝血酶原的合成、维持和调节都需要肝脏参与。蛋白质的氨基酸代谢如脱氨基反应，尿素合成及氨的处理等也都在肝脏进行。②糖代谢，饮食中的淀粉和糖类在消化道变成葡萄糖经肠道吸收后，肝脏将其合成肝糖原储存在肝脏，当机体需要时，肝内的糖原又可分解为葡萄糖供给机体利用。肝脏根据血液中血糖浓度的变化进行调节，使肝糖原的合成和分解经常保持着动态平衡。③脂肪代谢，肝脏参与脂肪的合成和释放、脂肪酸分解、酮体生成与氧化、胆固醇及磷脂的合成、脂蛋白的合成及转运。④维生素代谢，多种维生素，如维生素 A、维生素 B、维生素 C、维生素 D 和维生素 K 的合成与储存均与肝脏密切相关。⑤激素代谢，肝脏参与激素的灭活，肝硬化患者可出现性激素失调，出现性欲减退、阳痿、男性乳房发育、月经不调、肝掌和蜘蛛痣等。⑥其他功能，肝脏通过神经及体液调节作用参与水的代谢过程；肝脏还有调节酸碱平衡及矿物质代谢的作用。

2. 胆汁分泌和排泄功能：肝脏在 24 小时内可制造胆汁约 1 L，经胆管运送到胆囊，胆汁具有促进脂肪在小肠内消化和吸收的作用。

3. 解毒功能：部分有毒物质随着血液流入肝脏，或者在体内代谢过程中产生有毒物质，在肝内各种酶的作用下，可以通过氧化分解或与其他物质结合等方式进行处理，变成无毒或毒性较小或溶解度较大的物质，最后排出体外。例如，蛋白质分解后产生的对人体有害的氨，如果肝脏功能减弱，导致血氨升高，则会发生肝性脑病。

4. 血液方面的功能：胎儿时，肝脏为主要造血器官；成人时，肝脏造血功能停止，由骨髓取代。此外，几乎所有的凝血因子都由肝脏制造，因此，肝衰竭时患者常常出现凝血功能障碍，易出血。

肝脏疾病有哪些?

　　肝脏疾病是发生在肝脏中所有疾病的总称。包括感染性疾病、肿瘤性疾病、血管性疾病、代谢性疾病、中毒性疾病、自身免疫性疾病、遗传性疾病、肝内胆管相关疾病等。感染性疾病又包括病毒感染、细菌感染、寄生虫感染等。肿瘤分为良性肿瘤和恶性肿瘤等。临床上比较常见的肝脏疾病包括以下几种。

　　1. 病毒性肝炎,如甲型肝炎、乙型肝炎、丙型肝炎、戊型肝炎等。

　　2. 非嗜肝病毒性肝炎,如巨细胞病毒性肝炎、EB 病毒性肝炎等。

　　3. 肝脏寄生虫病,如血吸虫病、肝吸虫病等。

　　4. 药物性肝炎,包括固有型及特异质型肝损伤,也就是说,一种是毒物相关肝损伤,一种是与个体差异相关的肝损伤。特异质型肝损伤在临床上常见,但诊断及治疗困难。

　　5. 酒精性肝病,包括酒精性脂肪肝、酒精性肝炎、酒精性肝纤维化、酒精性肝硬化。

　　6. 脂肪性肝病,由于饮食营养摄入过多或代谢紊乱导致脂肪在肝内堆积而引起的肝病。

7. 自身免疫性肝病，包括自身免疫性肝炎、原发性胆汁性胆管炎、原发性硬化性胆管炎等。

8. 先天遗传代谢性肝病，如肝豆状核变性、肝糖原累积症等与遗传基因相关的肝脏疾病。

9. 肝脏占位性病变，最常见的就是肝癌、肝脏血管瘤、肝囊肿等。

10. 肝脏血管性疾病，如布加综合征（Budd-Chiari syndrome）、肝小静脉闭塞症等。

11. 其他系统疾病累积肝脏病变，如继发性血色病、心源性肝硬化、甲亢性肝炎等。

肝功能化验单指标异常提示与什么有关？

提到肝功能，大家一般首先想到转氨酶，甚至有人认为转氨酶就是肝功能，其实用于检测肝脏功能的化验指标包括四个部分。

1. 反映肝细胞损伤的指标：主要指血清转氨酶及胆红素。血清转氨酶分为谷丙转氨酶（ALT）和谷草转氨酶（AST）。ALT为肝细胞受损最敏感的指标之一，主要分布在肝细胞内。轻—中度增高见于各种急慢性肝炎。AST主要分布于组织细胞内，如心肌细胞、肝细胞、骨骼肌细胞等。如果增高，可见于急性心肌梗死、各种急慢性肝炎、肌肉损伤等。

胆红素是肝功能的重要指标之一，分总胆红素（TBil）、直接胆红素（DBil）及间接胆红素（IBil），DBil与IBil的总和等于TBiL，三者之间的比例对于诊断黄疸的病因至关重要。TBil水平与肝炎严重程度相关，是肝衰竭预后的重要指标。

2. 凝血酶原时间（PT）：肝功能损害时，相关的凝血因子合成障碍，可以导致PT延长，肝功能衰竭时，PT是一项重要的诊断及预后指标。

3. 反应胆汁排泄功能的指标：碱性磷酸酶（ALP）及 γ-

谷氨酰转肽酶（γ-GT）等。γ-GT广泛分布于肝细胞毛细胆管和胆管系统。如果增高，见于急慢性胰腺炎、胆囊疾病、急慢性病毒性肝炎、酒精性肝炎、肝癌、胰腺癌等。ALP大部分来自于肝脏、骨骼、小肠、肾脏等。如果增高，见于阻塞性黄疸、急慢性肝炎、佝偻病、原发性胆汁性胆管炎等。总胆汁酸（TBA）是由胆固醇在肝内分解产生的。如果增高，见于急慢性肝炎、肝癌等。儿童期人群因骨质生长，ALP升高为正常表现。

4. 反映肝脏合成及贮备功能的指标：血浆中的白蛋白（ALB）主要由肝脏合成，肝损伤严重及肝硬化患者白蛋白下降，反应肝脏合成能力下降，白蛋白下降容易出现腹水。胆碱酯酶（CHE）是人体中具有生物学功能的一种酶，肝硬化患者出现低下时，反应肝脏贮备功能减弱。

留意身体中的那些肝病"信号"

肝病属于消化系统疾病，因此，如果肝脏出现问题，主要表现为消化系统功能减弱。但由于肝脏内无神经分布，故往往局部症状不明显，容易被忽略。

肝病的常见症状主要有以下几点。

1. 恶心、呕吐、胃纳乏力等消化系统疾病表现。

2. 黄疸，肝细胞损伤严重者出现胆红素升高，这时表现为小便发黄，以后逐渐发展到皮肤、巩膜的黄染，淤胆的患者可以出现皮肤瘙痒。

3. 肝区不适，所有肝病均可出现肝区不适，肝癌、胆管结石患者可出现肝区疼痛，但是肝区不适及疼痛与肝脏疾病严重程度不一定有相关性。

4. 肝脏凝血因子合成障碍时会出现出血，可以表现为牙龈出血，也可以是消化道出血，包括呕血、黑便等，严重的患者可能有颅内出血。出血明显主要是肝硬化、肝衰竭等终末期肝病患者。

5. 严重的肝病，例如晚期肝硬化、肝功能衰竭可出现肝性脑病，表现为神志异常。

6.由于肝脏疾病可导致激素水平失衡，特别是肝硬化患者可出现肝掌、蜘蛛痣等表现。

7.肝硬化失代偿期患者如果合并腹水，可出现尿量减少、腹胀、双下肢浮肿；合并腹膜炎时会出现腹痛、发热等症状。

肝脏的"邻里"关系

　　肝脏的邻里关系较为复杂，肝脏有病时会影响这些器官的功能，同样，这些器官的病变也会影响到肝脏的功能。特别是胆囊，几乎被肝脏所包围，二者关系尤为密切，疾病状态下二者常常同时受累，戏称"同甘共苦"，这也是成语"肝胆相照"的意思。肝脏上面与膈肌相贴，右侧邻近右胸膜腔及右肺底，左侧邻近心脏下方的心包。肝脏下面与多个器官相邻，如肝右叶前部与结肠右曲及横结肠右端相邻；肝右叶后部与右肾及右肾上腺相邻；左叶大部与胃前壁及贲门接触；方叶与胃幽门及十二指肠上部相邻；左叶后缘与食管腹腔段相邻；肝脏的胆总管下段与胰胆管汇合进入肠道，二者之一发生疾病时，也常常相互受牵连。

"富贵"出来的脂肪肝

关于脂肪肝

　　随着社会经济日新月异地发展，生活水平改善，以及医疗卫生条件的不断提高，与不良行为和生活方式有关的疾病（如脂肪肝、糖尿病、高血压等）却日益增长。其中脂肪肝已经成为 21 世纪全球重要的公共健康问题之一，亦是我国愈来愈重视的慢性肝病，其发展正逐步威胁人民的健康。据统计，全球范围 1/4 以上的成人有脂肪肝，东西方国家患病率无显著差异。我国脂肪肝患病率高达 27%，某些地区的发病率甚至达到45%，患病年龄趋向年轻化，儿童脂肪肝逐渐增多。大量研究资料表明，脂肪肝不仅可以导致肝硬化、肝癌，还与糖尿病、冠心病及结直肠癌等的高发密切相关。俗话说："病从口入"，随着我国人民生活水平的提高，"啤酒吃串配海鲜""披萨汉堡配可乐"早已走进寻常百姓家，从而导致脂肪肝的发生也越来越普遍。

　　脂肪性肝病简称脂肪肝，它是各种原因引起的以肝细胞弥漫性脂肪变性为病理特征的一种临床综合征。通俗地讲，肝细胞内堆积太多的脂肪，就会形成脂肪肝。正常人肝组织中的脂肪（如甘油三酯、磷脂、糖脂和胆固醇等）重量为肝重量的 3% ～ 5%，如果肝内脂肪蓄积太多，超过肝重量的 5%，或在组织学上肝细胞 5% 以上有脂肪变性时，就可称为脂肪肝。

根据诱发脂肪肝的原因不同，脂肪肝主要分为酒精性脂肪肝和非酒精性脂肪肝（肥胖相关性脂肪肝、糖尿病相关性脂肪肝、高脂血症相关性脂肪肝）。另外，还包括药物性肝炎、病毒性肝炎后相关性脂肪肝等。根据脂肪变性在肝脏累及的范围不同，可分为轻、中、重三型，轻度脂肪肝（5% ～ 33% 的肝细胞有脂肪变性）；中度脂肪肝（34% ～ 66% 的肝细胞有脂肪变性）；重度脂肪肝（> 66% 的肝细胞有脂肪变性）。根据脂肪变性在肝细胞内脂滴的大小，脂肪肝又可分为大泡性或以大泡为主的混合性肝脂肪变性、小泡性或微泡性肝脂肪变性。其中大泡为主的脂肪变性是目前日益增多的脂肪肝的主要类型，包括单纯性脂肪肝、脂肪肝及脂肪性肝纤维化和肝硬化；而小泡性或微泡性脂肪变性起病急，病情重，又称为急性脂肪肝，临床较罕见。不同的分类主要用于指导治疗。

浅谈酒精性脂肪肝

酒精性脂肪肝，顾名思义，是大量饮酒导致的脂肪肝。长期过量的饮酒使肝脏对脂肪酸的代谢发生障碍，就导致脂肪在肝内堆积过多形成脂肪肝。酒精性肝病的初期表现为肝细胞的脂肪变性，也就是酒精性脂肪肝，随着病情进展可发展为酒精性肝炎，最终导致肝纤维化、肝硬化，短时间内大量饮酒还可能诱发肝细胞损伤，甚至肝衰竭。统计显示，75% ～ 90% 慢性饮酒者有脂肪肝，而 20% ～ 30% 的酒精性脂肪肝最终将发展为肝硬化，甚至肝癌。

长期大量饮酒是诊断酒精性脂肪肝的必备条件，包括酒的种类、每天的摄入量和持续时间等。目前我国的标准是：长期饮酒史，一般超过 5 年，折合乙醇的含量男性 ≥ 40 g/d，女性 ≥ 20 g/d，或者 2 周之内有大量饮酒史（超过 80 g/d）。但也要注意性别、遗传易感性等因素的影响。乙醇含量的换算公式是：乙醇量（g）= 饮酒量（mL）× 酒精含量（%）×0.8（酒精的比重）。再结合患者的临床表现、实验室检查结果、肝脏超声或腹部 CT 检查有典型的表现，可做出诊断。

酒精性脂肪肝不仅与饮酒量有关，与饮酒方式也有相当大的关系。不同的酒精饮料所致的肝损伤也有差异，如白酒更容易造成酒精性肝病，黄酒次之，红酒、啤酒相对较少。此外，狂饮模式、空腹饮酒造成的肝损伤更严重。酒精除了会对肝脏造成损伤外，对人体其他器官也有致病作用，可引起酒精性脑病、心肌病和胰腺炎等疾病。

聊聊非酒精性脂肪性肝病

非酒精性脂肪性肝病是一种无过量饮酒和其他明确的肝脏损害因素所致，以肝实质细胞脂肪变性为特征的临床病理综合征。是一种与遗传易感性和胰岛素抵抗密切相关的慢性代谢应激性肝损伤，其肝脏病理学改变与酒精性肝病相似，但患者无饮酒史或饮酒量较少，不足以引起肝脏损害。非酒精性脂肪性肝病的疾病谱包括非酒精性肝脂肪变、非酒精性脂肪肝、肝硬化和肝细胞癌。其中，非酒精性肝脂肪变（又称单纯性脂肪肝）占 70%～90%，为非酒精性脂肪性肝病的早期表现，去除病因以后，肝脏可于数月内完全恢复正常。非酒精性脂肪肝是非酒精性脂肪性肝病的严重类型，是单纯性脂肪肝进展为肝硬化和肝细胞癌的中间阶段。

非酒精性脂肪性肝病的诊断如下。

1. 无饮酒史或饮酒折合乙醇量男性每周 < 140 g，女性 < 70 g。

2. 排除病毒性肝炎、药物性肝病、全胃肠外营养、肝豆状核变性等可导致脂肪肝的特定疾病。

3. 除原发疾病临床表现外，有乏力、消化不良、肝区隐痛、肝脾肿大等非特异性症状及体征。

4. 可有超重/内脏性肥胖、空腹血糖增高、血脂紊乱、高血压等代谢综合征。

5. 血清转氨酶和γ-谷氨酰转肽酶水平可由轻至中度增高，通常以丙氨酸氨基转移酶升高为主。

6. 肝脏影像学表现符合弥漫性脂肪肝的影像学诊断标准。

7. 肝活检组织学改变符合脂肪性肝病的病理学诊断标准。

凡具备上述第 1～5 项和第 6 或第 7 项中任何一项者即可诊断为非酒精性脂肪性肝病。

非酒精性脂肪肝在肥胖症、糖尿病、高脂血症、高血压、高尿酸血症和多囊卵巢综合征等患者中尤为多见。其中约有一半的肥胖者合并有脂肪肝，主要原因是肥胖者血液中有大量游离脂肪酸，大大超过了肝脏的代谢能力，引起肝脏脂肪堆积，引起脂肪肝。约有半数 2 型糖尿病患者伴有脂肪肝，这是因为糖尿病患者体内的葡萄糖和脂肪酸不能被很好地利用，大多数在肝脏内被转变成脂肪，最终在肝脏堆积，导致脂肪肝。此外，还有一部分脂肪肝见于消瘦营养不良的患者，这是由于营养不良时，蛋白质缺乏，导致极低密度脂蛋白合成减少，造成肝转运甘油三酯发生障碍，使脂肪在肝内堆积，从而引起脂肪肝。

你得脂肪肝了吗？

一、从症状上看

脂肪肝患者多于体检时发现。多数脂肪肝患者较胖，或多或少有饮酒史。轻度脂肪肝患者多无临床症状，或仅有乏力。中、重度脂肪肝患者有类似慢性肝炎的表现，如疲倦乏力、食欲不振、厌油腻、恶心、呕吐、肝区或右上腹隐痛、腹胀、便秘等。

1. 疲倦乏力，主要表现为没有体力，不愿意过多活动，之前可以从事的体力活动现在没有力气去进行。

2. 食欲不振，表现为食欲降低，每顿饭进食量较前减少。

3. 厌油腻，表现为不愿意进食油腻食物，甚至看见或闻见油腻味道后可诱发恶心症状。

4. 恶心、呕吐，主要表现为餐前、餐后出现恶心，部分进食后明显，继而出现呕吐，呕吐物一般为胃内容物。

5. 肝区或右上腹隐痛，表现为肝区或右上腹疼痛，性质多为胀痛，大量进食高油脂食物后明显，有时会呈现周期性，按压时疼痛加重。

6. 腹胀，表现为中上腹甚至全腹部有胀气或胀痛，在进食后上述症状会加重。

7. 便秘，表现为肠道蠕动减慢，排便的频率下降，每次排便的量减少。

8. 脂肪肝导致的肝脏轻度肿大可有触痛，质地稍韧、边缘钝、表面光滑，少数患者可有脾肿大和肝掌。当肝内脂肪沉积过多时，可使肝被膜膨胀、肝韧带牵拉，而引起右上腹剧烈疼痛或压痛、发热、白细胞计数增多，常被误诊为急腹症而做剖腹手术。

此外，脂肪肝患者也常有舌炎、口角炎、四肢麻木、四肢感觉异常等末梢神经炎的改变。少数患者也可有消化道出血、牙龈出血、鼻衄等。重度脂肪肝患者可以有腹腔积液和下肢水肿、电解质紊乱（如低钠、低钾血症等），脂肪肝表现多样，遇有诊断困难时，可行肝活检确诊。

二、临床上怎样诊断脂肪肝?

（一）体检

多数脂肪肝患者存在肥胖，肝脏轻度肿大，有触痛，少数患者可有脾肿大和肝掌。当脂肪肝进展至肝硬化时，患者可出现黄疸、水肿、扑翼样震颤及门脉高压体征。

（二）实验室检查

轻度脂肪肝患者肝功能基本正常。中、重度脂肪肝患者谷丙转氨酶（ALT）、谷草转氨酶（AST）轻或中度升高，是正常上限的 2～5 倍。半数脂肪肝患者碱性磷酸酶（ALP）和 γ-谷氨酰转肽酶（γ-GT）是正常上限的 2～3 倍。80% 以上脂肪肝患者血清胆碱酶升高，血清胆红素正常。

（三）B 超

B 超对脂肪肝的检出比较灵敏，医生主要依据 B 超显示的肝血管清晰度、超声衰减程度等对脂肪肝进行分级诊断。

B 超现已作为脂肪肝的首选诊断方法，并广泛用于脂肪肝发病率的流行病学调查，但不能确定肝功能受损的程度，也很难发现早期肝硬化。

（四）受控衰减参数（CAP）

CAP 是一项基于超声的肝瞬时弹性成像平台定量诊断脂肪肝的新技术。已有研究显示，CAP 能够检出 5% 以上的肝脂肪变，准确区分轻度肝脂肪变与中 - 重度肝脂肪变。

（五）CT 和 MRI

CT 平扫可见脂肪肝患者的肝密度（CT 值）普遍降低，低于脾、肾和肝内血管，严重时 CT 值可变为负值。CT 诊断脂肪肝的敏感性低于 B 超，但特异性优于 B 超。

MRI 主要用于 B 超及 CT 检查诊断脂肪肝困难者，特别是局灶性脂肪肝难以与肝脏肿瘤鉴别时。

（六）肝组织学病理检查

主要用于对非酒精性脂肪性肝病进行临床病理分型。提倡在 B 超的引导下进行肝穿刺，以提高穿刺准确性，最大限度地减少肝脏损伤。镜下可见肝细胞脂肪浸润，脂肪球大者可将细胞核推向一边，整个肝细胞裂可形成脂肪囊肿。肝细胞坏死及炎症反应轻微或无。

治疗不同类型的脂肪肝

对于单纯性脂肪肝患者来说，如果积极治疗（包括改变饮食习惯、加强运动来控制体重，戒烟戒酒等）可完全恢复。如果不及时治疗，任其发展，部分脂肪肝患者在 10 ～ 15 年会发展成为脂肪性肝纤维化及肝硬化，一些老年患者还会发生肝癌，增加治疗难度。

脂肪肝已经成为 21 世纪全球重要的公共健康问题之一。早期发现、积极治疗，是预防脂肪性肝硬化发生的根本措施。

一、改变生活方式调整饮食结构、控制体重

（一）健康宣传教育改变生活方式

1. 戒酒。不管是哪一种脂肪肝都要戒酒，尤其是酒精性脂肪肝。研究表明，对于酒精性脂肪肝患者，戒酒后 4 ～ 6 周可以使肝内沉积的脂肪减少至正常。

2. 减少热量摄入。肥胖的脂肪肝患者每日热量摄入需减少 2092 ～ 4184 千焦（500 ～ 1000 千卡）。

3. 改变饮食组分。建议低糖、低脂的平衡膳食，减少含蔗

糖饮料以及饱和脂肪酸和反式脂肪酸的摄入并增加膳食纤维含量。

4. 中等量有氧运动。每周 4 次以上，累计锻炼时间至少150 分钟。

（二）控制体重，减少腰围

合并肥胖的脂肪肝患者如果改变生活方式 6 ～ 12 个月体重未能降低 5% 以上，建议遵医嘱谨慎选用二甲双胍、西布曲明、奥利司他等药物进行二级干预。存在肝功能衰竭、中重度食管 – 胃静脉曲张，重度肥胖症患者在药物减肥治疗无效时可考虑上消化道减肥手术。

二、不同类型的脂肪肝选择不同的治疗方法

（一）酒精性脂肪肝

此病是单纯喝酒引起的。长期过量饮酒使肝脏对脂肪酸的代谢发生障碍，从而导致脂肪在肝内堆积过多形成脂肪肝。因此，治疗酒精性脂肪肝的关键"必须要戒掉酒"，多吃高蛋白、高热量及高维生素的食物，同时补充多种维生素（如维生素B、维生素 C、维生素 K 及叶酸等），及时纠正营养不良问题，同时减少脂肪摄入，必要时可吃保肝药物治疗。大多数的酒精性脂肪肝经过上述治疗可以完全消失。

（二）糖尿病相关性脂肪肝

据统计约有 50% 的 2 型糖尿病患者伴有脂肪肝，这是因为糖尿病患者体内的葡萄糖和脂肪酸不能被很好地利用，同时脂蛋白合成也出现障碍，而大多数的葡萄糖和脂肪酸在肝内被转化成脂肪，最终使脂肪在肝脏内堆积，引发脂肪肝。因此，治疗糖尿病相关性脂肪肝，首先要控制好血糖，需要严格遵医嘱服用降糖药物，避免吃升糖指数高的食物，饮食以低热量、高膳食纤维及低脂肪为主，同时多参加户外活动来增加脂肪代谢，分解脂肪。

（三）肥胖性脂肪肝

长期吃大鱼大肉、油炸食品及甜食会使肝脏的脂肪合成增多，当食物中的脂肪含量过高时，超过肝脏的处理能力，肝脏的负担即增加，影响了脂肪的代谢，打破了肝脏输入、输出的平衡，脂肪就会在肝内堆积，从而形成脂肪肝。因此，治疗此类脂肪肝要积极减肥，只要体重减轻，脂肪肝问题大多也会消退。但是要掌握正确的减肥方法，不能过度节食减肥，可通过调整饮食结构及运动的方式来帮助脂肪代谢。

（四）肝炎后脂肪肝

一般发生在慢性或急性肝炎恢复期，主要是因为摄入太多热量或者缺少运动。因此，在积极控制肝炎的同时要减少滋补品摄入，控制脂肪糖分及总热量的摄入，逐渐增加户外活动来消耗脂肪。

（五）营养不良性脂肪肝

营养不良时，蛋白质缺乏可导致极低密度脂蛋白合成减少，造成肝转运甘油三酯障碍，从而使脂肪在肝内堆积，形成脂肪肝。因此，此类脂肪肝一般发生在患有消化吸收障碍、营养摄入不足，以及患有慢性消耗性疾病人群身上。治疗此类脂肪肝需均衡调理饮食，多吃高热量、高蛋白及富含维生素的食物。病情严重的话需在医生的指导下合理使用复合氨基酸制剂。

（六）高脂血症性脂肪肝

高脂血症已成为影响现代人群的常见病症，当血液中脂类过多，超过肝脏可处理的能力时，不止会出现动脉粥样硬化，也会引起脂肪在肝内堆积，形成脂肪肝。因此，治疗此类脂肪肝，降血脂是关键。其实大家不必过于担心，在未发生严重肝损伤之前，只要调整好饮食就能痊愈。饮食以低脂肪、低糖分及低胆固醇为主，多吃富含膳食纤维的食物，如山楂、芹菜、香菇等，既能降低血脂，迈能防止脂肪在肝脏内沉积。

总之，随着社会的进步，脂肪肝在我国已经成为影响人民身体健康的最大肝病之一。越来越多的研究结果已经证明，脂肪肝与遗传因素、日常饮食、生活方式密切相关。如果您一味地放纵自己，任由您的肝脏处于一种超负荷的状态中，它可能就会发展为严重的肝纤维化、肝硬化，甚至肝癌。当然，大多数的脂肪肝早期是可以完全逆转的，如果您患有轻度脂肪肝也不用太焦虑，适当地减少饮食量，调整饮食结构，配合科学的运动，减轻体重，有效治疗，就有机会逆转脂肪肝。

脂肪肝患者的吃吃喝喝

防治脂肪肝除了针对基础病因进行治疗，还应该从生活方式入手，注重改善生活习惯。如同中医所讲，提倡饮食节制、起居有常、运动有度、情志舒畅，以健康的生活方式杜绝脂肪肝的发生，改变脂肪肝的发展。

健康的生活方式主要体现在以下几个方面。

一、控制总热量，营养均衡

控制总热量，营养均衡是脂肪肝患者的膳食总体原则。充足的蛋白质具有增强免疫力，保护肝细胞的功能，对于肝细胞的修复和再生俱有益处，因而食物中的蛋白质要充足。过多的碳水化合物主要转化为糖分，多余而未被消耗的糖原会在体内转变为脂肪，促进脂肪肝的形成，同时导致肥胖。丰富的维生素有防止肝脂肪变性及保护肝脏的作用，还能促进肝细胞的再生，改善肝脏代谢功能，防止肝脏脂肪变性和纤维化改变，增加肝脏解毒能力，防治脂肪肝、动脉粥样硬化的发生。因而，脂肪肝人群应该限制碳水化合物，同时多食用富含维生素类食物，如黄色、绿色蔬菜类和水果类。以轻体力劳动者为标准，每日能量摄取 20 ～ 25 kcal/kg。膳食结构中，蛋白质要充足，每日 1.2 ～ 1.5 g/kg，动物蛋白和植物蛋白各占 50%；全天食物脂肪含量不超过 40 g；碳水化合物摄入量不宜超过总能量的 60%。

另外，需要注意的是部分体重正常的非肥胖脂肪肝患者，往往由于饮食结构不合理导致脂肪在肝细胞内堆积，如长期素食者，摄入的营养素不均衡，体内蛋白质不足，影响肝脏合成载脂蛋白，使肝脏无法转运或转化多余的脂肪，从而导致脂肪肝。对于这类患者，调整膳食机构，合理配置营养素比例，减少脂肪摄入量和碳水化合物的量，同时增加蛋白质的摄入格外重要。

二、保持良好的饮食习惯

每日三餐要定时定量，不要忽略早餐。每餐不要吃得过饱，以吃八分饱为宜，特别是晚餐，避免用零食代替正餐；避免烹调过多饭菜，不进食剩余饭菜；进食细嚼慢咽；不可暴饮暴食，尽量少吃甜食和饮料，不吃夜宵，睡前不进食；限制精细的碳水化合物、单糖、油炸食品、过度加工食品和饱和脂肪酸含量高的食品摄入。

健康均衡饮食应包括足够的蛋白质、丰富的维生素和膳食纤维、优质脂质，控制饮食中的简单糖。脂肪肝人群提倡高蛋白、富含维生素、低糖、低脂饮食，避免动物性脂肪（富含饱和脂肪酸）、甜食，多吃富含膳食纤维类食物（豆类、全谷物类、蔬菜和水果等）。具体来说，推荐食用全谷类食物、鱼类、禽类和坚果类食物，避免食用高热量和高脂食物，用低脂、富含单不饱和脂肪酸的食物代替饱和脂肪酸和胆固醇的膳食模式，避免反式脂肪酸的摄入，可多摄入橄榄油。新鲜水果富含水分、维生素、膳食纤维和矿物质，适当食用有益健康。水果并非越多越好，长期过多进食富含单糖和双糖的水果可导致血糖、血脂升高，诱发肥胖，因此，不宜多吃这类水果。

三、每日三餐饮食小建议

以健康成年男性为例，主食建议米面搭配，含膳食纤维多的粗粮，如薯类、玉米、小米、杂豆类、高粱、燕麦、荞麦、莜麦等等，全天摄入以 200～250 g 为宜。

肉蛋禽类：以鱼、鸡肉、牛肉、鸡蛋和猪瘦肉为宜，全天摄入不超过 100 g。

奶制品：建议脱脂奶，每天 250 mL。

豆制品：每天 25 g，如豆浆、原味豆腐干。

蔬菜水果类：因为受摄入的热量限制，所以在减肥时，常常会出现维生素、微量元素缺乏等问题，因此必须要保证蔬菜水果的摄入量。此外，提倡食用富含膳食纤维的新鲜蔬菜，从而增加膳食纤维的摄入，其有助于胃肠蠕动排便。建议全天摄入蔬菜 500 g，水果 200 g 为宜。

盐：每天食盐摄入量不超过 6 g，减少酱菜、腌制食品及其他过咸食品的摄入量。

食用油：控制烹调油的摄入量，以每天不超过 20 g 为宜。建议用蒸、煮、炖、拌、卤、氽等少油的烹调方法，以减少油的摄入量，并保持食物清淡。减少动物性脂肪，如猪油、黄油、肥羊、肥牛、鸭皮、鹅皮等的摄入，避免来自加工食品的反式脂肪酸，如人造黄油、奶油蛋糕、糕点类食物、巧克力派、咖啡伴侣等。

合理运动是逆转脂肪肝"良药"

适当的体育运动不仅可以锻炼身体，增强体质，而且能够消耗过多的热量，减少脂肪在肝内的蓄积，有效预防脂肪肝，使转氨酶指标恢复正常。需要注意的是，脂肪肝患者的运动量应当适量，循序渐进。通常坚持运动3个月到半年，大多数轻度脂肪肝患者即可痊愈。

一、采用合理的运动处方

为了更安全、有效地进行运动治疗，可在医生的协助下结合脂肪肝患者的运动习惯、运动史等具体情况制定个性化的运动治疗方案。运动负荷和运动强度要循序渐进，逐渐达到最适宜的运动量，前期以适应性锻炼为主，后期逐渐加大强度、延长运动时间。运动方式以长期的中、低强度的有氧运动为主，如慢跑、游泳、健身气功、骑自行车等以提高耐力和体力为目的的运动，也可以根据个人喜好，选择适宜的运动项目。

选择有氧运动作为脂肪肝患者的主要运动方式，是因为人体肝脏内的游离脂肪酸如果大量参与氧化供能会减少，而游离

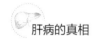

脂肪酸是合成脂肪必不可少的物质，它减少则意味着肝脏内脂肪合成减少，故有氧运动可以治疗早期或者症状较轻的脂肪肝患者。然而，对于部分不适合实施有氧运动的人，如患严重全身系统疾病，或者体重超重，建议采取无氧运动，进行间歇性的力量练习，如举杠铃、三头肌训练器训练、胸部推举、坐式大腿肌旋转、坐式肩膀推举、坐姿腿屈伸和身体侧拉等抗阻力运动。相比之下，无氧运动可以提高胰岛素的敏感性，促进脂肪氧化，故减少了肝脏脂肪含量。坚持每周运动至少5次，每次30分钟以上，才能达到有效运动量。

二、提倡绿色生活理念

日常生活中根据自己的身体状况，选择适合的运动方式，同时可以尽量选择多动一动的生活习惯，比如走楼梯代替坐电梯、步行代替坐车或开车、久坐或久站间隙进行拉抻；定期进行打乒乓球、羽毛球、慢跑、跳舞、游泳等运动。

控制体重，有效改善脂肪肝程度

肥胖是导致脂肪肝的主要原因，摄入的热量超过消耗的热量，导致多余的热量以脂肪形式储存。脂肪肝人群多数合并超重或肥胖，部分患者在体重得到有效控制后，脂肪肝的程度亦明显改善。因此，控制体重，强化体重管理是必须的，超重或者肥胖者需要减轻体重，减少腰围，并防止体重反弹。

一、自查体重是否超标

正确监测体重指数（BMI）、腰围。BMI= 体重（kg）/身高（m）^{2}。若 BMI 范围在 18.5 ～ 23.9，为体重正常；若达到或超过 24，则为超重；若超过 28 则为肥胖。

腰围（WC），腹部脂肪堆积危害最大，也叫向心性肥胖，正常情况下男性＜ 85 cm，女性＜ 80 cm。腰臀比，就是腰围和臀围的比值，正常情况下男性＜ 0.9，女性＜ 0.8。每周测量体重、腰围（选择固定时间、着轻便衣物、同一体重秤测量体重，测量腰围固定以水平绕脐一周为标准方法）。

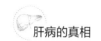

二、管理体重在于"管好嘴，迈开腿"

健康的体重管理包括以下两点。

1.保持正确的饮食习惯，做到饮食均衡，可在专业营养师的指导下进行。

2.保持适度的运动量，循序渐进。

体重管理期间，维持体内热量负平衡才能有效减重；应减少食物总脂肪的摄入量，减少红肉、甜点、含糖饮料的摄入，避免各类高热量、高胆固醇和高脂肪的食物，包括肥肉、浓肉汤、油炸食品、火腿、奶油类食品、甜点、人造黄油、猪油、牛油、羊油、椰子油等；过量饮酒者需戒酒或显著减少饮酒量，并防止戒断综合征。

推荐食物：燕麦、全麦、豆腐、鸡胸肉、牛里脊、西红柿、洋葱、苦瓜、豆芽、油菜、韭菜、蘑菇、黄瓜、西兰花等。建议以焯水、白灼、清蒸为主要烹饪方式，避免过度烹饪，或高热量烹饪菜。多饮茶水和咖啡以预防代谢紊乱及脂肪性肝病。

三、体重管理期间的抗饿妙招

1.建议选择饱腹感强的食物：主食粗细搭配，因为粗粮中含有较多的膳食纤维，可增加饱腹感，还会防止便秘，如燕麦、小米、紫米、高粱、玉米碴等。多食用蔬菜，如深色的叶类蔬菜，以增加饱腹感。海藻类、魔芋食品也富含膳食纤维，可适当食用。此外，还可选择纯膳食纤维补充剂。

2. 保证优质蛋白质摄入：减肥中不提倡完全素食，要保证每天 1 个鸡蛋，50 克肉，250 mL 牛奶。选择蛋白质含量高且脂肪含量低的食物，如里脊肉、腱子肉、鱼、虾、去皮禽肉、低脂和脱脂的牛奶、大豆制品、煮鸡蛋等，可缓解一定的饥饿感。

3. 一日三餐，定时定量：减少 1 餐或晚餐进食过多均不利于减肥。减体重过程中饥饿感较强，难以忍受，可将每日总食物分为 4 ～ 6 次摄入，逐步增加对饥饿感的抵抗能力。

4. 细嚼慢咽：肥胖或超重者大多吃饭快，食物在嘴里得不到充分咀嚼就被送进胃里，致使饭量增加。吃饭细嚼慢咽能够延长进餐时间，达到饱腹作用，有利于降低进食量。

5. 多喝水：每日 6 ～ 8 杯水，晨起空腹 1 杯水，按照汤→肉→菜→主食的顺序进餐，有助于充盈胃部，减少摄入。

四、增加热量消耗

保持有效的燃脂运动。根据年龄、体质状况选择适当的运动方式及强度。一般参照运动前后的心率变化幅度。心率为运动强度监控指标，运动心率控制在心率储备的 20% ～ 40%（心率储备＝最高心率 - 安静心率），或者运动前后心率差不应超过 40 次 / 分，或者运动后 5 分钟内心率恢复至正常水平为标准。运动疗法初期应采用小强度运动,锻炼过程中要随着身体机能对运动量的逐渐适应而逐渐加大强度,建议采用中等量有氧运动(如骑自行车、快速步行、游泳、跳舞等)。

增加非运动性活动热消耗,也就是增加日常生活中消耗的热量,比如办公、家务、洗脸、刷牙等一切日常活动。简单来说就是鼓励日常生活中"多动动",如少坐电梯、避免久坐、多做家务等,避免闲下来。

减重并非越快越好,合理的减重速度应该是每周减0.5 ～ 1 kg,或者6个月体重下降5% ～ 10%。达到减轻体重目标后,应该实施长期(≥ 1 年)体重维持计划。建议每月随访,持续监测体重,维持良好的饮食习惯,保持运动习惯。如果改善生活方式半年至一年后体重仍无下降,可以在医生专业指导下使用药物辅助强化体重达标。

定期体检和情绪管理一样重要

一、体检和全面检查很重要

早期脂肪肝通常不会出现典型症状，可能有消化道症状或者肝区不舒服的症状，且症状不具备特异性。因此，脂肪肝大多数情况是在常规体检时发现的，这充分说明体检的重要性。一旦查体发现有脂肪肝，请前往肝病专科医院就诊。

就诊时，生活习惯、是否吸烟和饮酒，以及饮酒或吸烟的量，是否有病毒性肝炎史，是否同时患有糖尿病、高脂血症、高尿酸血症（或痛风）、心血管疾病，是否具有肝病家族史、长期用药史等；身高、体重、腰围、臀围和血压值均需要提供给医生。

有针对性的检查项目包括血常规、肝功能、血糖、血脂、腹部超声、肝脏弹性测定。在某些特殊情况下，有可能需要进行腹部 CT 或 MRI 及肝脏穿刺术等检查。

二、保证充足睡眠，保持健康心态

生活中有一些影响肝脏健康的情绪因素，比如生气、暴怒。中医讲"肝主情志"，意思是肝具有调节人体情绪的作用。当情志不舒畅或疏泄太过，容易导致肝生理功能失调，出现病理状态，"暴怒伤肝""肝郁不疏"讲的就是这个道理。因此，中医养肝特别强调保持情志舒畅，这是保持肝脏气机有条不紊的前提。有研究结果显示，睡眠不足与脂肪肝发生率密切相关。从中医角度来讲，"肝藏血""人卧则血归于肝"，也就是保证充足的睡眠有利于肝脏健康。所以，养护肝脏还要保证充足的睡眠。

正确认识并对待脂肪肝，充分了解脂肪肝的可防可控性，以积极健康的心态对待脂肪肝是十分重要的。

脂肪肝患者的十一个误区

一、得了脂肪肝只要降"酶"就可以了

导致脂肪肝的主要危险因素包括酒精、肥胖、高脂血症、2 型糖尿病等。另外，病毒性肝炎、药物性肝病、全胃肠外营养、肝豆状核变性和自身免疫性肝病也均可导致脂肪肝的发生，它们共有的一个表现就是转氨酶都可能升高，如 ALT、AST 升高。因此，转氨酶升高仅是肝脏损伤最常见的表现之一，并不是引起肝脏损伤的病因。

我们在治疗过程中首要目标是把转氨酶降下来，以减轻肝脏炎症，防止发展到肝纤维化。同时要找到引起肝脏损伤的根源，弄清肝病所处的病程发展阶段，采取不同的针对性治疗。

二、酒精性脂肪肝一般无须药物治疗

不一定。

控制饮食、增加运动是治疗肥胖相关性非酒精性脂肪肝的最佳措施。而戒酒是治疗酒精性脂肪肝的关键。轻度酒精性脂肪肝患者彻底戒酒 4～6 周后，脂肪肝可停止发展，并最终恢

复正常。建议轻度酒精性脂肪肝患者在戒酒的基础上，摄入高热量、高蛋白、低脂饮食，并补充多种维生素。

对于中、重度酒精性脂肪肝可给予多烯磷脂酰胆碱、维生素 E 等药物治疗，以降低脂质过氧化，减轻肝细胞损伤，减缓肝病进展速度，预防肝纤维化、肝硬化甚至肝癌的发生。

另外，酒精性脂肪肝患者如有一些伴发病，比如糖尿病、高脂血症等，还需要针对相关疾病进行基础治疗。

三、脂肪肝没症状就可以不治疗

脂肪肝是一种疾病，即使患者暂无症状，也应该及时治疗。

脂肪肝是由于各种原因导致肝脏内脂肪蓄积过多的一种病理状态，由于大量的脂肪堆积在肝脏内，早期会出现脂肪肝。早期脂肪肝起病比较隐匿，发病缓慢，大多没有症状，少数患者可以出现乏力、右上腹不适、肝区隐痛等症状。

若脂肪肝长期得不到改善，就会出现肝细胞变性、坏死、肿胀，进而使患者的肝脏无法发挥正常的生理功能，长此以往，会出现肝纤维化、肝硬化，增加肝癌的风险。因此，不管是否有症状出现，只要确诊了脂肪肝，就说明肝脏已经出现异常，需要积极治疗，当然这个治疗指的不仅仅是药物治疗。

由于脂肪肝的发生与不良生活方式有很大的关系，医生一般会给出患者调整生活方式的建议，因为目前没有治疗脂肪肝的特效药，导致有些脂肪肝患者认为脂肪肝不需要治疗，只要生活多加注意即可。其实，遵医嘱调整饮食、进行体育锻炼、绝对戒酒、不乱用药物等，这些本身也是治疗的一部分。此外，避免熬夜、释放生活压力等方法，也是治疗脂肪肝的辅助手段。

四、瘦人不会得脂肪肝

肝脏是脂质代谢的重要器官，脂肪占肝脏体积的4%～7%。如果肝脏内脂肪的代谢发生障碍，脂肪就会在肝细胞内过量积聚，形成脂肪肝。

肥胖人群体脂含量高，并且常伴有代谢性疾病，体内葡萄糖的利用因此减少，脂肪分解代谢快，血中游离脂肪酸增多，大量的脂肪酸被肝脏摄取，并以脂肪的形式在肝内堆积而形成脂肪肝。由此可见，肥胖可导致脂肪肝。

但肥胖不是脂肪肝的必要条件。糖尿病患者体内存在胰岛素缺乏或胰岛素抵抗的情况，也可以引起脂肪代谢异常，形成脂肪肝；高脂血症患者体内甘油三酯、胆固醇等脂质的合成超过其肝脏的转运能力，可导致肝细胞脂肪变性，线粒体功能障碍，游离脂肪酸在肝细胞线粒体内氧化磷酸化和 β 氧化减少，甘油三酯增多，脂肪蓄积，从而形成脂肪肝；此外，蛋白质营养缺乏、酒精、药物、妊娠、多囊卵巢综合征、毒物等因素也可引起脂肪肝。

所以，无论胖瘦都可能得脂肪肝。

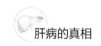

五、吃素就不用担心会得脂肪肝

肯定不对。脂肪肝不只是爱吃肉食的胖人专利，它也会青睐那些只吃素食的瘦人。

人体每天需要的营养素包括碳水化合物（糖类）、蛋白质、脂肪、维生素、无机盐（矿物质）、水和膳食纤维，其中三大营养素——碳水化合物、蛋白质和脂肪作为能源物质，供给人体所需要的能量。根据中国人民的饮食习惯及营养要求，人体每日所需要的营养成分比例是确定的，碳水化合物占 55% ～ 65%，蛋白质占 10% ～ 15%，脂肪占 20% ～ 30%，缺一不可。只有做到平衡膳食，才能保障营养合理、身体健康。

长期素食者也会有脂肪肝。首先，他们的饮食以谷物、豆类、蔬菜、水果为主，导致营养摄入不均衡，体内蛋白质及氨基酸缺乏，导致机体缺乏足够的参与脂肪代谢所必须的氨基酸，脂肪在肝内大量堆积，形成脂肪肝。其次，由于少食油腻，素食者更容易感到饥饿，此时他们的消化系统会刺激机体吃更多的米饭、面食、点心、水果等来增加饱腹感，然而这些食物中的碳水化合物所含热量并不少，如果摄入超过了人体日常所需，大量碳水化合物就会被肝细胞摄取并转化成脂肪贮存在肝脏内，进而形成脂肪肝。

因此，预防脂肪肝，单纯靠吃素只会适得其反，均衡膳食及科学运动才是正确的选择。

六、脂肪肝没法治愈

这种说法不完全正确。其实早期阶段的脂肪肝是可逆、可治愈的，但如果治疗不及时，任其发展至终末期肝病，那结局往往是不可逆、不可恢复的。

如何摆脱脂肪肝呢？诀窍就是"管住嘴，迈开腿"！

"管住嘴"：首先要戒烟戒酒，其次就是合理均衡饮食。减肥其实是既简单又有效改善脂肪肝的办法，但是要注意的是"吃对"比"吃少"更重要，要制订一个合理均衡的健康膳食计划，包括适当控制膳食热量摄入，摄入低脂肪和低碳水化合物的平衡膳食，限制含糖饮料、糕点和深加工精致食品，增加全谷类食物、ω-3脂肪酸及膳食纤维摄入，一日三餐定时、适量，严格控制晚餐的热量和晚餐后进食行为等。最后还需要强调的是，药物也可以导致脂肪肝，因此，选择药物一定要谨慎。

"迈开腿"：无论有氧运动还是阻力训练都可以消耗热量，可以启动机体多个细胞信号通路，增加代谢，进而减少脂肪在肝脏的堆积，有助于改善脂肪肝。因此，应该避免久坐少动，根据个人的兴趣并以能够坚持为原则选择体育锻炼方式，以增加骨骼肌质量，防治肌少症。注意要选择合适的运动方式、适当的运动量、合理的运动持续时间、正确的运动频率等。

"管住嘴，迈开腿"，可以让脂肪肝远离我们！

七、得了脂肪肝一定要吃药降血脂

那可不一定！

不是所有的疾病都需要吃药，有些疾病只需要人们平时生活中多加注意，就可有效治愈，脂肪肝就是其中之一。

在肝功能正常的情况下，轻度脂肪肝患者通常不需要进行药物治疗，均衡合理饮食和加强体育锻炼的健康生活方式就可以使脂肪肝得到有效改善。对于通过 3 ～ 6 个月生活方式干预，仍未能有效改善的轻度脂肪肝患者，可以应用 1 种或多种药物纠正原发病，如肥胖症、高血压、2 型糖尿病、高脂血症、痛风等，但需要警惕药物的不良反应。对于血清低密度脂蛋白胆固醇过高的患者，可以应用他汀类药物调节血脂，从而使心血管达到最大限度的获益，但需要注意他汀类药物的用药安全，重点监测肝功能变化，出现肝功能异常的患者应及时调整药物治疗或停用他汀类药物。

对于已出现肝功能异常的脂肪肝患者，可以适当地应用保肝药物，如水飞蓟宾、双环醇、甘草酸二铵、还原型谷胱甘肽等，尽可能将肝功能控制在正常水平。对于肝纤维化、肝硬化患者，可适当给予保肝、抗纤维化等针对性治疗，如服用扶正化瘀胶囊、复方鳖甲软肝片等药物，同时需要动态监测肝功能、血常规、腹部超声等变化。

八、脂肪肝仅仅是肝病

肝病主要包括病毒性肝炎、遗传代谢相关肝病、自身免疫性肝病、药物及毒物相关肝病、酒精性肝病及脂肪性肝病，随着我国医疗水平及预防医学的进步，病毒性肝炎呈逐年下降趋势，但由于生活水平的提高，超重、营养过剩导致脂肪性肝病发生的概率越来越高，其中具有代表性的疾病就是：非酒精性脂肪性肝病，所以目前该病是值得社会特别关注的疾病。

很多人对非酒精性脂肪性肝病常常存有误解，那么非酒精性脂肪性肝病仅仅是肝病吗？根据 2018 年我国《非酒精性脂肪性肝病防治指南》，非酒精性脂肪性肝病是一种与胰岛素抵抗和遗传易感密切相关的代谢应激性肝损伤，疾病谱包括非酒精性单纯性肝脂肪变、非酒精性脂肪肝、肝硬化和肝细胞癌。非酒精性脂肪性肝病不仅仅可以导致肝硬化、肝癌，还与代谢综合征、2 型糖尿病、动脉硬化性心血管疾病及结直肠癌等的高发密切相关。通过该定义我们可以发现，非酒精性脂肪性肝病并非仅仅是肝脏疾病，它是由一系列症候群引发的脂质代谢异常导致的肝细胞内异常脂质沉积所致的疾病，因此，它不仅仅是肝脏疾病。

对于它的治疗也不仅仅是针对肝脏的治疗。一旦发生该疾病需要改变生活习惯，减轻体重及控制血糖、血脂等，辅以保肝等治疗。患非酒精性脂肪性肝病后，部分患者可能会发展为肝纤维化、肝硬化，甚至有发生肝癌的可能性，患者的生活质量会受到影响。因此，该疾病需要引起我们的重视。

九、脂肪肝是中老年人的专属

非酒精性脂肪性肝病是一类症候群的总称，是指肝细胞内脂肪过多堆积引起的临床综合征。脂肪肝不分种族、年龄、性别均可发病，以往认为非酒精性脂肪性肝病为中老年人的专属病，青年人及儿童不存在脂肪肝的可能性。但是现今，非酒精性脂肪性肝病在青年人及儿童中越来越常见。考虑主要有以下几个原因。

（一）肥胖导致的非酒精性脂肪性肝病

不良生活方式"催生"青年人及儿童脂肪肝越来越常见。随着生活条件的改善，我们的饮食结构越来越精细，尤其许多家长对儿童的过度"饮食照顾"导致的"营养过剩"，许多青少年钟爱各类高脂、高热量的甜食、荤食等，再加上吃得太快、吃得太饱，还经常吃夜宵、不吃早餐等不良饮食习惯，都会影响血脂及血糖代谢。总之，长期不健康的饮食习惯，与脂肪肝的发生有着密切关系。

（二）缺乏运动

现在，多数青年人经常坐在办公室或宅在家中，缺乏运动，腹部脂肪也越来越多。有研究显示，腹型肥胖为非酒精性脂肪性肝病的危险因素。

（三）生活不规律、熬夜等

生活不规律、三餐不定时、熬夜等不良生活习惯均可影响人体新陈代谢。长期生活不规律，基础代谢率下降，进而可能影响血糖、血脂的代谢，导致非酒精性脂肪性肝病发生。

（四）过分节食

有些人基于某种原因，刻意长期节食，这样确实调动了身体的脂肪分解，达到了身体消瘦，降低体重的目的，但是这也同样会引来脂肪在肝脏的堆积问题，这是瘦人得脂肪肝的原因。饮食减肥，主要是减少碳水化合物摄入的比例，其他营养素必须保证摄入量。

因此，非酒精性脂肪性肝病并非中老年人专属，青年人及儿童有以上危险因素均可患非酒精性脂肪性肝病。

十、脂肪肝是"富贵病"，没什么关系

人们常常有一种误解，认为脂肪肝不过是一种"富贵病"，对于得了轻度肥胖性脂肪肝，很多人不以为然，觉得只要在饮食和生活中适当"贫穷"一点，这个病就无须治疗。

其实引起脂肪肝的因素主要包括酒精性和非酒精性。脂肪肝虽然起病隐匿，进展缓慢，但它对人体的健康，甚至对人的寿命都有着直接的影响。脂肪肝可能进展为肝纤维化、肝硬化，甚至肝癌，并且脂肪肝的危害不仅局限于肝脏，与肥胖相

关的脂肪肝对全身的影响比肝病本身更严重，尤其容易引起代谢综合征。即使是体重和腰围均正常的非酒精性脂肪肝患者，合并血脂紊乱、高血压、餐后血糖升高和糖尿病的概率也显著高于正常人群，并且非酒精性脂肪肝在确诊后 5 ～ 10 年内发生糖尿病、动脉硬化性心血管疾病和代谢综合征相关肿瘤的概率显著增高，比发展为肝硬化要快得多。

因此，脂肪肝不仅仅是富贵病，如果没有严格干预将严重影响人体健康，甚至生存期。

十一、脂肪肝是亚健康，不是病

在许多人的印象中，吃肉会得脂肪肝，胖了易得脂肪肝，糖尿病患者易伴发脂肪肝……这些只是生活方式不健康的一种现象，并不是病。但脂肪肝真的不是病吗？

实际生活中，脂肪肝的形成并没有这么简单。肝脏是脂肪代谢的重要场所，在脂肪的消化、吸收、分解、合成、运输等过程中，均起着重要作用。正常人的肝组织中含有少量脂肪，如甘油三酯、磷脂、糖脂和胆固醇等。在某些病理情况下，肝细胞合成脂肪的能力增加，或转运脂肪入血的能力减退，肝细胞内就会堆积大量脂滴。如果肝内脂肪蓄积太多，超过肝重量的 5%，或在组织学上 5% 以上的肝细胞有脂肪变性时，就可称为脂肪肝。临床上绝大多数脂肪肝主要是通过肝脏 B 超、CT 和 MRI 等影像学检查发现的。

肝病是消化系统的常见疾病，慢性肝病是全球重要的公共卫生问题和疾病负担。多数脂肪肝患者并无明显症状，部分患者仅表现为疲乏、胆固醇和甘油三酯增高等，但是脂肪肝和病毒性肝炎一样，也可以导致肝纤维化、肝硬化，甚至会发生肝功能衰竭和肝癌，缩短患者预期寿命。因此，脂肪肝不仅是一种亚健康状态，更是一种疾病，早期若不重视，未及时干预也可进展至肝纤维化、肝硬化甚至肝癌。

第三章

容易被忽视的肝囊肿

我国肝囊肿患病情况

　　肝囊肿是一种常见的良性肝病，我国人群中真实患病率如何，目前并没有多中心或全国普查数据。已知流行病学调查显示，单纯性肝囊肿占人群的 2.5% ～ 18%，这其中仅有一项来自台湾的研究有社区人群数据，其余均为医院就诊人群数据，所以并不能代表该病的真实患病率。武汉一社区通过对 18 岁以上人口（共 6340 人）调查统计，共发现肝囊肿 134 例，发病率 2.11%。随着年龄的增长，肝囊肿的发病率逐渐增高，其中 18 ～ 30 岁发病率为 0.877%，30 ～ 40 岁为 1.06%，40 ～ 50 岁为 2.15%，50 ～ 65 岁为 3%，65 岁以上为 3.41%。女性肝囊肿发病率稍高于男性，病变右侧稍多于左侧。多发性肝囊肿多发于 50 岁以上，单发性肝囊肿多发于 50 岁以下，随着年龄增大，单发性肝囊肿的比例逐渐减少，多发性肝囊肿的比例增高。2020 年，有文献报道了上海地区社区人群单纯性肝囊肿流行病学调查结果，共纳入 4065 个研究对象，其中单纯性肝囊肿患者 312 人，患病率为 7.68%，包括 148（47.4%）名男性和 164（52.6%）名女性，男女比例 1 ∶ 1.11，男性和女性的患病率分别为 8.34% 和 7.16%，这其中单发肝囊肿 228

例，多发肝囊肿 84 例。同时文章中报道了海军军医大学长征医院超声检查人群中单纯性肝囊肿患病率调查结果，共 31 154 个研究对象，肝囊肿患者 7477 人，患病率为 24%，包括 4007 名男性及 3470 名女性，男女比例 1 ∶ 0.87。

以上是有数据可查的局部地区研究，由于肝囊肿多数情况下并不会导致明显不适症状，所以在真实人群中其患病率如何还需要全面大数据普查来补充。

快速认识肝囊肿

一、肝囊肿

肝囊肿是指异常的液体填充于肝内或胆管分支的一种比较常见的肝脏良性疾病。可分为三类。

第一类，主要指细粒棘球绦虫和多房棘球绦虫寄生虫感染的肝棘球蚴病（又称肝包虫病）。

第二类，也是最大的一类，是肝内或胆管分支内纤维囊性病变。与其相关的肝病特点是胆管上皮过度生长，导致液体潴留于扩张的空间，门静脉纤维化的形成，以及胚胎管道板的畸形，这种病变源于发育的胆管分支不同部分的畸形，包括多囊肝（polycystic liver）、单纯性肝囊肿、先天性肝纤维化（congenital hepatic fibrosis，CHF）、Von Meyenburg 复合体和胆总管囊肿。

第三类，是源于胚胎性前肠的先天性缺损，包括肝纤毛性前肠囊肿、囊腺瘤和囊腺癌。

（一）单纯性肝囊肿

首先，我们来谈谈临床较为多见的单纯性肝囊肿，也就是我们通常讲的肝囊肿，其又可分为单发性肝囊肿和多发性肝囊肿。单发性肝囊肿以 20～50 岁多见，男女发生比例为 1：4，且以肝右叶居多，而多发性肝囊肿以 40～60 岁女性多见。

通俗来说，单纯性肝囊肿类似一种"水泡"，由"囊壁"和"囊液"两部分构成，囊壁较薄，而囊液多呈无色透明状，一小部分囊肿与肝内的胆道系统相贯通，导致囊液呈"黄褐色"。囊肿的位置及大小通常差异比较明显，直径比较小的就如我们平时常见的绿豆粒大小，体积比较大的甚至可以超过足球大小，但是大多数的肝囊肿一般只有几毫米或者几厘米。囊肿的个体数目可能是孤立的，也可能是多个同时存在的，甚至可能出现多个囊肿相互融合，其发病位置更是随机分布。囊肿数目极多的情况下我们可称之为多囊肝。根据流行病学研究，将多囊肝分为常染色体显性多囊肝（ADPLD）、常染色体显性多囊肾病（ADPKD）合并多囊肝和常染色体隐性多囊肾病（ARPKD）合并多囊肝三类。

（二）肝包虫病

我们再来说说肝包虫病，即肝棘球蚴病，是棘球绦虫的棘球蚴寄生在肝脏所致的寄生虫病。病原体包括细粒棘球蚴绦虫、多房性棘球蚴绦虫或泡状棘球蚴绦虫。肝包虫病包括包虫囊肿（单房性）及泡状包虫病（多房性）两种类型，以前者多见，其病原体为细粒棘球蚴绦虫。

肝包虫病发病有区域性，主要分布于畜牧业发达的国家和地区，以澳大利亚、新西兰、俄罗斯等国常见。国内则多见于新疆、内蒙古、青海、甘肃、西藏、陕西、宁夏和四川西部等地区。细粒棘球蚴绦虫的终宿主是犬、狐、狼，常见者为犬。中间宿主是羊、猪、马、牛和人等，以羊最常见。因终宿主食用了中间宿主的包虫病器官，该器官的包虫囊内有原头蚴，故原头蚴被人体摄入后在小肠内生长至成虫，其孕节或虫卵随粪便排出，如被羊、猪、骆驼等中间宿主吞食受到污染的水源、牧草等，可遭到感染。因犬毛和羊毛上常黏附有虫卵，可经手带入口中，故与狗、羊等动物密切接触也是人感染包虫病的一个重要途径。虫卵从口进入胃肠道后，经消化液的作用，卵的外壳被消化，穿过小肠黏膜进入门静脉系统，并随血流到达肝脏及全身各处，其中 70% 以上被阻滞留在肝脏内。进入体内的六钩蚴进一步发育成棘球蚴。

泡状棘球蚴基本上是野生动物的寄生虫，其生活是与细粒棘球蚴相似。成虫主要以狐为终宿主，偶尔犬亦可称为终宿主。人类感染泡状棘球蚴的主要来源是狐粪污染的土壤、蔬菜等。

多房性棘球蚴与细粒棘球蚴不同，其虫卵能耐低温，在寒冷地区如阿拉斯加、阿尔卑斯山区多见，国内则多见于西北地区。

二、什么导致了肝囊肿的发生?

其实目前医学上并没有完全明确其发病机制，部分学者认为，在胚胎发育阶段，一些胆管在胚胎发育期间自行退化，与通道失去关系，形成了自己独立的"王国"，因此认为肝囊肿是一种先天性的疾病。临床上发现，37% 的肾囊肿患者合并了肝囊肿，因此，遗传学上认为这两者之间的出现是同一个基因所致。也有文献报道认为，单纯性肝囊肿的发病原因为胚胎时期肝内胆管板发育不良，胆管上皮细胞异常扩增，胆管畸变堵塞，管腔增大，持续分泌液体导致管腔内容物滞留。

确诊肝囊肿需要做的检查

对于先天性肝囊肿，临床上较为常用的检查手段包括腹部 B 超、CT、MRI 或者腹腔镜检查等。而 B 超检查对囊肿检查极为敏感和准确，且检查方便、快捷，所以已经成为首选的检查方式。CT 或者 MRI 扫描可以更准确地区分囊肿与其他病变，且能够直观地显示囊肿与肝内管道、毗邻脏器的关系，一般需要手术治疗的肝囊肿患者术前均需做 CT 或 MRI 检查。对于部分复杂性肝囊肿，或者单纯性肝囊肿与囊型包虫病难以区分时，可以选择腹腔镜手术探查，避免盲目手术造成不可挽回的后果。

对于肝包虫病，临床上较为常用的检验及检查手段如下。

1. 血液化验指标：检查各项生理、生化指标，了解是否有炎症反应，评估肝功能情况。

2. 腹腔镜检查：目的是直接观察囊肿的性状。腹腔镜检查对表浅的单纯性囊肿的诊断有价值，并可指导穿刺抽液，必要时可进行腹腔镜手术。比如，与一般的寄生虫感染类似，肝包虫病患者的嗜酸性粒细胞计数亦可升高，通常在 4% ~ 10%；嗜酸性粒细胞显著升高常见于囊肿破裂者，此检查缺乏特异性。

3. 组织活检：目的是明确占位的性质及诊断。大的囊肿切除后，医生会取部分组织进行病理检查，以排除癌变可能。

4. 包虫皮内试验：将高压灭活的包虫囊液用生理盐水稀释后，取 0.2 mL 做皮内注射，形成 0.3 cm 直径的皮丘 15 分钟后观察结果。肝包虫囊肿的阳性率可达 90%，但会有假阳性，包虫囊肿坏死或感染化脓后可呈阴性反应。

5. 补体结合试验：血清学检验方法，此法诊断价值不如包虫皮内试验，但对判断疗效有帮助。囊肿切除彻底，半年后补体结合试验为阴性；如果手术一年后试验仍呈阳性，则提示术后仍有包虫囊肿残留。

6. 酶联免疫吸附试验（ELISA）和斑点免疫结合试验（DIBA）：患者阳性率分别为 100% 和 98%，个别肝癌患者可呈假阳性反应。

7. X 线检查：X 线片常可见右上腹密度均匀、边缘整齐的阴影，可伴有钙化影。

8. B 超检查：为本病的首选检查方法。具有敏感性高、无创伤、经济、简便易行等优点，可以显示囊肿的部位、大小和形态结构，准确率达 98%。一般表现为单个或多个圆形或椭圆形低回声或无回声区，与肝组织分界清晰。

9. CT 检查：敏感度更高，能更精确地显示囊肿的大小、形态、部位、数目，以及囊肿与周围脏器和大血管的相互关系，确诊率达98%，但成本较高。一般表现为平扫可见单发或多发的圆形、椭圆形或分叶状低密度占位，边界清晰且多光滑。

10. MRI检查：典型的显像为囊内容物在T1加权像上呈低信号，在T2加权像上呈高信号。囊壁在T1加权像上呈连续光滑、厚薄均一的低信号环状带；在T2加权像上，囊液的高信号使得囊壁显示更加清楚，此为肝包虫囊肿的一个特征性改变。

肝囊肿经过治疗后，一般半年复查一次；如果情况比较稳定，病情没有再扩展的话，每年复查一次就可以了；如果肝囊肿比较大，患者有不适的症状而暂时不想进行手术治疗的话，一般需要2～3个月复查一次，看囊肿是否会变大。

无症状的肝囊肿需警惕

　　单纯性肝囊肿患者在病灶较小时一般无任何不适症状，随着囊肿的逐渐增大，如果压迫邻近脏器患者可能出现右上腹不适、腹胀、腹部钝痛、隐痛、恶心、呕吐等表现，部分患者还会摸到腹部凸出的包块。如果肝囊肿合并感染，患者还会出现发热等症状，极少数情况下囊肿出血或扭转可出现急性腹部剧痛。而对于多囊肝或者巨大肝囊肿患者来说，随着囊肿逐渐增多、增大，正常肝组织被挤压或萎缩，则可能出现肝功能异常表现，如黄疸、腹水等，严重者则可能出现肝衰竭。

　　囊型包虫病早期，患者可无明显症状，常在 B 超检查中被偶然发现。当囊肿发展到一定阶段，患者可出现上腹部饱胀感、肝区隐痛，或邻近器官压迫症状，如压迫胃肠道，可有上腹部饱胀不适；压迫胆管可出现阻塞性黄疸；压迫门静脉可引起门静脉高压症状等。多数患者的病程中往往有过敏反应，如皮肤瘙痒及荨麻疹等。肝泡状棘球蚴病早期患者无自觉症状，晚期多数患者可扪及坚硬的肝脏实质性肿块，易误诊为肝癌。由于病变累及整个肝脏，导致肝功能损伤，所以会出现黄疸、腹水等症状，加之病程较长，还可出现消瘦、贫血等恶病质表现。肝泡状棘球蚴病发生肺部或脑部栓塞者并不少见。

肝囊肿不一定都需要治疗

确诊肝囊肿后大可不必紧张，如前面所说，肝囊肿几乎不会恶变，早期较小的肝囊肿（直径＜ 5 cm 的病灶）不会引起任何不适症状，且对患者肝功能没有影响，不影响其正常生活及饮食，所以不主张治疗。而对于 5 ～ 10 cm 大小的囊肿，只要无明显不适症状，均可以不做特殊处理，定期复查 B 超即可。对于有伴随症状的较大肝囊肿，直径＞ 10 cm 的病灶可以考虑相应治疗。另外，一旦出现剧烈腹痛、发热，就要考虑是否合并囊内出血或感染，出现黄疸症状则考虑是否压迫胆管。若肝囊肿合并囊内出血，还需与胆管囊腺瘤等疾病相鉴别。总之，只要出现伴随症状，都建议患者务必及时就医，以免耽误病情。

肝囊肿的四种手术方法

目前治疗肝囊肿的主要手段包括穿刺引流术与开窗引流术。

一、穿刺引流术：创伤小，恢复快

单发囊肿可以考虑穿刺引流术以改善症状，也是我们俗称的介入治疗，此种方式多适用于肝内非外生性病灶，可以借助 B 超、CT 或 MRI 等影像技术辅助引导，将穿刺针准确置入囊肿内部，然后沿穿刺针依次置入导丝、引流管，将囊液吸出体外，进而使囊肿缩小，减轻症状。但单纯的穿刺引流效果较差，因为囊壁上皮细胞不断分泌囊液，可能使囊肿短期内再次"鼓起来"，所以目前穿刺引流的同时多会经导管注射一些药物，如无水酒精、聚桂醇等，这些药物会使囊壁上皮细胞坏死或者固化，从而使其丧失分泌囊液的功能，达到降低囊肿复发的目的。

穿刺引流术的创伤较小且恢复快，但并非所有囊肿都适合这种治疗方式，其有一定的局限性和危险性，尤其对于外凸的病灶来说，并不建议采取穿刺引流的方式，因为穿刺过程中可能导致临近脏器，尤其是胃肠道的损伤甚至穿孔，同时对于外凸病灶来说，即使穿刺成功，也很难通过注药的方式进行二次处理，因为一旦药物外溢，则可能出现胃肠道灼伤、腹腔出血等严重并发症。

二、开窗引流术：适合外凸的肝囊肿

对于外凸或部分外凸的肝囊肿来说，外科手术是其首选的治疗方式，尤其得益于腹腔镜技术的飞速发展，目前腹腔镜肝囊肿开窗引流术已然成为主流的治疗手段。简单来说就是通过腹部 3～4 个 5～10 mm 的小切口就可以精准定位肝囊肿的位置，将囊液吸净后再将大部分囊壁切除，使囊腔开放显露，并且将残余囊壁通过氩气刀喷凝等方法进行热损毁，破坏残余囊壁的分泌功能，以达到完全根治的目的。

三、多囊肝是不是必须进行肝移植？

多囊肝的患者由于囊肿个数极多，常规"开窗术"仅可以缓解症状，随着囊肿不断增多、增大，正常的肝组织被压迫、萎缩，导致部分患者出现肝功能异常，严重者则发展为肝功能衰竭，表现为黄疸、大量腹水、严重凝血功能异常，甚至出现门静脉高压、上消化道出血等表现，这种情况下药物治疗作用已经微乎其微，通常只有肝移植才能彻底解决。

四、囊型包虫切除术

囊型肝包虫病与单纯性肝囊肿结构不同，且呈"大囊套小囊"的方式，医学称之为外囊和内囊，由于囊液内含有寄生虫及其分泌物，通常应避免将之破坏，而需要完整将外囊剥除或联合肝实质部分切除，外科称之为"肝包虫外囊剥除术"，对于较大体积的囊型包虫或医疗技术落后的地区，也可采取"内囊摘除术"，也就是将包虫外囊打开，然后将里面的内囊一一取出，再经过20%浓盐水浸泡使之坏死。

对于其他难以区分的肝囊性病变，如囊腺瘤或者囊腺癌等，更需避免破坏病灶，需按照肝脏肿瘤的切除方式以保证病灶的完整性。

总而言之，肝囊肿属于常见的肝脏良性疾病，且其在治疗上并不难，多数情况下大可不必产生焦虑，如需手术治疗则建议专科就诊并采取适合的手术方式。

患者必读的术后调养

首先，术后早期患者应注意尽早下床活动，尤其行外科手术的患者，由于麻醉药物等因素可能导致胃肠蠕动功能下降，早期活动可以促进胃肠动力恢复，进而争取早期进低脂饮食以保证术后能量摄入。同时早期下床活动可以明显降低长期卧床带来的肺部感染、深静脉血栓及褥疮等并发症的发生率。

其次，术后患者要保护好囊腔或腹腔引流管，通畅的引流可以减少术后腹腔感染的概率，同时引流管相当于外科医生的"第三只眼睛"，医生可以通过判断引流液的颜色、性状及引流量来判断腹腔内的大概情况，从而确定何时拔除引流管。

最后，当患者恢复顺利并达到出院标准后，应询问医生复查时间及检查项目，定期复查不仅能够评判手术效果，也有助于及时发现问题并做出相应处理。一般情况下，肝囊肿手术后早期可选择 3～6 个月复一次查腹部超声、肝功能等，如果病情趋于稳定则可延长到 1 年左右复查上述内容。

尽管西医角度并未提出明确的预防方案，但从中医角度讲，我们首先应养成良好的饮食习惯，尤其是肝脏疾病，应避免吃过于油腻的食物，包括油炸、辛辣等不健康食物；其次要养成良好的锻炼习惯，适当进行体育锻炼，能在一定程度上提高对肝囊肿疾病的预防，提升自身对疾病的抵抗能力；最后就是要保持愉快的心情，良好的心态能减少人体内毒素的积压，进而降低肝囊肿发生的概率。

药物可以治疗肝囊肿吗？

目前尚无针对肝囊肿治疗的西药，但有不少研究表明，中医在治疗肝囊肿方面有着独到的优势，肝囊肿在中医内属于"胁痛""痰饮""郁证"等范畴。之前我们叙述了囊肿直径＜5 cm时可定期观察而无须治疗，但有中医观点认为，"不以养小为大，须知若无小，卒不成大"，一旦发现囊肿，根据肝囊肿患者表现出的中医证型的不同，建议从疏肝解郁、温化痰饮、补气健脾、清胆利湿、活血化瘀、通络散结等治法出发，标本兼治。还可配合中医特色疗法，如针灸、艾灸、穴位贴敷等进行治疗。肝囊肿患者多伴随肝的功能失常，表现为消化系统的症状，所以在饮食方面需要注意两点：一是保证营养素的均衡；二是在烹饪和食材的选择上尽量减少消化系统的负担。肝经气血丰盛的时间是凌晨1～3点，因此建议患者早睡早起，保养精神，切勿伤肝，保持心情愉悦，促使肝的气机调畅、疏泄功能正常。

中医眼中的肝囊肿

中医对肝囊肿没有文字上的记载，一般将其归为"胁痛""痰饮""郁证"范畴。有观点认为，囊肿是正邪交争状态下形成的产物，也有观点认为，囊肿为水湿之气不化而成，流注肝脏而成肝囊肿。其主要原因是脾气虚弱，不荣肝木。这提示生活中的一些不良习惯有可能会诱发肝囊肿，如暴饮暴食、过食油腻等都会逐渐影响消化系统的正常运转，肝胆系统身为消化系统的重要参与者，也会因不良的饮食习惯而加重负担，引发自身问题。对于45岁以下的人群来说，合并高血压病、有长期用药史、BMI值较高，均是肝囊肿可能相关的危险因素。此外，情绪不良、熬夜、压力大和烟酒等也会加重肝脏负担，诱发肝囊肿。

提高免疫力对抗肝囊肿

大多数的肝囊肿属于良性病变，我们在平时的生活中，可以通过提高免疫力来对抗它。我们的免疫力可以从两方面来论述，一方面是机体对抗外界微生物的能力，包括对抗病毒、细菌、真菌、支原体的能力；另一方面是修复组织细胞，清除坏死、老化的细胞，并监视肿瘤细胞，不让其生长发育。免疫功能包括三方面：免疫监视、免疫调节和免疫防御功能。这些都是在细胞免疫和体液免疫的共同作用下完成。如何提高机体免疫力，具体做法如下。

1. 饮食均衡：多吃富含蛋白质的食物，以及新鲜水果、蔬菜、五谷杂粮，它们的膳食纤维、微量元素丰富，富含营养，有利于提高免疫力。

2. 增强体质：锻炼身体，劳逸结合，多进行户外运动，多呼吸新鲜空气，多晒太阳。多进行户外运动除了可以增强维生素 D 的活性以外，还能够使肌肉收缩，增加肌肉含量，使骨骼更加强壮，免疫力也会得到提高。

3. 保证良好的睡眠：如果经常熬夜，睡眠少，机体的免疫力就会下降，因为很多激素的分泌都有节律性，许多器官是在夜间进行休息，所以要早睡早起，每日保证 7 ～ 8 小时的睡眠。

4.改变不良的生活习惯：比如戒烟、戒酒，保持心情愉悦，情绪稳定。避免依赖咖啡、浓茶等刺激性饮品，多喝白开水。

在日常生活中，肝囊肿患者应保持健康的生活方式，养成合理饮食、监测病情等生活习惯。饮食上注意卫生，饭前便后洗手，避免食用未煮熟的食物，以免误食包虫卵而患包虫病。

1.多吃提高免疫力的食物，比如香菇、山药、猕猴桃、无花果、蜂蜜、牛奶、苹果、绿叶蔬菜。

2.肝囊肿的患者应该多吃含有维生素多的食物，这样不仅可以提供机体的营养，而且还起到辅助的作用，从而保证肝囊肿始终处于不癌变的状态。一定要注意饮食偏向清淡，不要吃辛辣、刺激、油炸、烟熏食物，尤其是烧烤，平时严禁烟酒。

肝囊肿的六大误区

一、体检出肝上有一个小水泡，必须手术

这要视具体的情况而定，肝囊肿患者如无不适，6个月到1年复查1次超声，主要是为了观察囊肿有无生长及囊肿内部是否存在其他变化。当囊肿直径＜2 cm，又无临床症状，无须特殊处理。如果伴有不适合症状、囊肿比较大或者影响了肝功能，一般要及时就诊。

二、肝囊肿会癌变

肝囊肿一般不会发生癌变，临床上大多数的肝囊肿是先天性肝囊肿，这主要是由于胚胎时期肝迷走胆管发育异常或潴留所造成的。如果囊液是胆汁，并且反复出现感染，也可能发生癌变，但发生的概率很小。临床上发生肝囊肿癌变的类型主要是寄生虫性肝囊肿，最常见的还是肝包虫病。由于幼虫的生长，导致肝坏死和肉芽肿，反复发作，有可能出现癌变，并可以发生淋巴和血行播散。

三、肝囊肿可以自愈

肝囊肿多数属于单纯性肝囊肿，由于胆管的先天性发育异常，而在肝脏实质内形成的液体积聚，一般不会自愈。

四、肝囊肿没有不舒服，可以不治疗

肝囊肿是否需要治疗要看囊肿的具体分型和是否有临床表现。单纯性肝囊肿，如果囊肿直径＜2 cm，又无临床症状，无须特殊处理。对于肝包虫病患者最恰当的治疗有一定的争议。有人认为，为了防止破裂、感染及过敏等，无症状的患者也应治疗。有人则认为，小的非浅表的无症状囊肿可以保持稳定 10 年以上。治疗选择取决于囊肿类型、囊肿位置、患者的一般状况及当地的治疗经验。由于对肝及其他器官的潜在侵袭渗透及高死亡率，根治性外科切除及至少 2 年的化疗是肝包虫病的第一治疗选择。

五、肝囊肿做完手术就好了

肝囊肿手术后有一定的复发概率，因为有一部分的肝囊肿是先天性的，囊肿被手术切除后，有可能会在其他的地方又长出新的囊肿。治疗方法就是进行囊壁的破坏，只要破坏够彻底，复发概率还是比较低的。

六、接触过肝包虫病患者会被传染

肝包虫患者是通过食用了含有棘球绦虫的虫卵（即棘球蚴），虫卵通过消化道进入肝脏并在肝脏定植而患病。日常的接触，如握手、拥抱、共同就餐、同居是不会被传染的。

第四章

"饮"出来的酒精性肝炎

越来越受重视的酒精性肝炎

在美国、韩国和日本等发达国家，因过量饮酒引起的酒精性肝炎的患病率居高不下，我国尚缺乏全国性的酒精性肝病流行病学资料，但在地区性的流行病学调查结果显示，我国饮酒人群比例和酒精性肝病患病率均呈上升趋势。酒精性肝病的患病率为 0.5% ～ 8.55%，其中近 10% 以上为 40 ～ 49 岁人群。男性嗜酒率和酒精性肝病患病率均显著高于女性。酒精性肝病占同期肝病住院患者的比例不断上升，从 2000 年的 2.4% 上升至 2004 年的 4.3%；酒精性肝硬化占肝硬化的病因构成比，从 1999 年的 10.8% 上升至 2003 年的 24%。酒精性肝病已成为我国不可忽视的重要健康问题之一。

一、酒精性肝炎引起的症状

酒精性肝炎的症状表现因人而异，通常情况下，轻度的酒精性肝炎患者是可以没有明显不适症状的。中重度酒精性肝炎患者会出现乏力、肝区不适、食欲下降、恶心或呕吐、黄疸、体重下降，甚至有腹胀、呕血、黑便、肝昏迷等。

二、酒精性肝炎会引起的并发症

酒精性肝炎进展为肝硬化阶段时会出现一些并发症，最常见的是腹水、自发性细菌性腹膜炎、上消化道出血、肝昏迷。酒精性肝炎病程较长的患者会出现四肢细、腹部膨隆的体态，腹部超声检查可明确腹水量的多少，而这些患者因为长期饮酒导致营养不良，机体免疫力下降，腹腔内腹水常易发生自发性细菌性腹膜炎。呕血、黑便也是长期酒精性肝炎患者的常见并发症之一。肝硬化阶段，门脉压力增高进一步导致食道胃底静脉曲张，患者进食坚硬食物后划破曲张静脉而出血，不同的出血量和出血速度可表现为呕血、黑便症状。酒精性肝硬化患者的肝脏解毒能力下降，进食大量肉蛋奶等高蛋白质食物超过肝脏负荷，患者则会表现计算力、定向力、理解力下降，甚至出现嗜睡、昏迷不醒等肝性脑病表现。

酒精伤害肝脏的过程

你知道酒的十宗罪吗？下面让我们一起来了解下。

1. 损伤肝脏，导致酒精性肝炎。

2. 损伤大脑，出现情绪失控，肌肉运动不协调。

3. 诱发心脑血管疾病，如心肌梗死、脑出血等。

4. 导致酒精性心肌病。

5. 导致心源性猝死。

6. 诱发胃肠疾病。

7. 诱发急性胰腺炎。

8. 诱发痛风发作。

9. 导致股骨头缺血坏死。

10. 酒精依赖，出现戒断综合征。

酒精也就是乙醇，从喝下第一口酒开始，就开始了它在人体内的代谢旅行。酒入口后直接进入胃中，10%～20%的乙醇被胃吸收，然后继续流入肠道，乙醇具有亲脂性，会快速通过肠道绒毛细胞后被吸收进入血液。开始了它在体内的罪恶一生。肝脏是乙醇代谢的主要战场，约90%的乙醇经肝脏代谢。肝脏代谢酒精有多种途径，值得强调的是，只要酒精进入了肝脏，任何方式的代谢对于肝脏而言都是一种伤害和负担。

乙醇在肝脏中会被首先代谢为乙醛，随后乙醇再代谢为乙酸，乙酸最后转化为脂肪酸、丙酮酸盐等。当摄入少量酒精时，主要靠乙醇脱氢酶（ADH）发挥作用，将乙醇代谢为乙醛。当人体摄入大量乙醇时，ADH 并不发挥作用，高浓度的乙醇会诱导微粒体乙醇氧化系统（CYP2 E1）活性显著增强至数倍，因此，此时乙醇将主要经 CYP2 E1 代谢，并会随之产生大量的氧自由基，可消耗众多的还原性保护物质，如谷胱甘肽（GSH），引起组织内的脂质过氧化反应，最终导致肝损伤。

酒精对肝脏的伤害可从轻到重依次表现为轻症酒精性肝病、酒精性脂肪肝、酒精性肝炎、酒精性肝纤维化和酒精性肝硬化。具体分型诊断如下。

1.轻症酒精性肝病：肝脏生物化学指标、影像学和组织病理学检查结果基本正常或轻微异常。

2.酒精性脂肪肝：影像学诊断符合脂肪肝标准，血清 ALT、AST 或 γ–GT 可轻微异常。

3.酒精性肝炎：是短期内肝细胞大量坏死引起的一组临床病理综合征，可发生于有或无肝硬化的基础上。

4.酒精性肝纤维化：肝穿刺活检有助于明确诊断。

5.酒精性肝硬化：有肝硬化的临床表现和血清生物化学指标、瞬时弹性成像及影像学的改变。

诊断酒精性肝炎的标准

诊断酒精性肝炎必须要抽血化验，项目包括谷丙转氨酶（ALT）、谷草转氨酶（AST）、γ–谷氨酰转肽酶（γ–GT）、血清总胆红素（TBil）、凝血酶原时间（PT）及平均红细胞容积（MCV）等指标。其中，AST/ALT > 2 及 γ–GT 升高、MCV 升高是酒精性肝炎的损伤标志，有助于诊断。禁酒后这些指标可明显下降，通常 4 周内基本恢复正常，有助于诊断。除了抽血化验，肝脏超声、MRI 和 CT 影像学检查也非常重要，一方面可以确定肝脏脂肪浸润的分布类型，粗略判断弥漫性脂肪肝的程度；另一方面也可以提示是否存在肝硬化、肝癌。需要强调的是，超声检查是临床用于筛查重度饮酒者肝脂肪变的主要方法。当然，肝活检是明确酒精性肝炎的金标准。由于肝活检是有创的检查，临床实践中，这个方法并不是首选，需要评估酒精性肝炎患者进行肝活检的必要性。

诊断酒精性肝炎可以参考以下标准。

1. 饮酒史：有长期饮酒史，一般超过 5 年，折合乙醇量，男性 ≥ 40 g/d，女性 ≥ 20 g/d；或 2 周内有大量饮酒史，折合乙醇量 > 80 g/d。酒精与饮酒量的换算公式为：酒精摄入量（g）＝饮酒量（mL）× 酒精含量（%）× 酒精比重（0.8）。需要提醒的是，啤酒的度数并不代表酒精含量，而是表示啤酒的生产原料麦芽汁的浓度。通常 12 度的啤酒，酒精含量为 3.3% ～ 5.0%。

2. 临床症状：患者可无明显不适，或有右上腹胀痛、食欲不振、乏力、体重减轻、黄疸等，随着病情加重，可有神经精神症状、蜘蛛痣、肝掌等表现。

3. 血液检查：谷丙转氨酶（ALT）、谷草转氨酶（AST）、γ-谷氨酰转肽酶（γ-GT）、总胆红素（TBil）、凝血酶原时间（PT）及平均红细胞容积（MCV）等指标升高。其中，AST/ALT ＞ 2，GGT 升高、MCV 升高是酒精性肝炎的损伤标志。禁酒后这些指标可明显下降，通常 4 周内基本恢复正常，有助于诊断。

4. 肝脏 B 超、CT、MRI 或瞬时弹性成像检查有各自典型表现。

5. 排除嗜肝病毒感染、药物性肝损伤、中毒性肝损伤、自身免疫性肝病等。

酒精性肝炎的多种治疗方法

一、酒精性肝炎治疗关键：戒烟酒

酒精性肝炎治疗的关键必须戒烟、戒酒，养成良好的饮食和运动习惯，同时配合医生采取积极有效的药物治疗。研究发现，吸烟与肝细胞炎症密切相关，每天吸烟支数的增加会加重患者的肝细胞炎症程度。科学家们表示，烟草中的尼古丁等许多物质会激活细胞因子，诱发一系列潜在影响的组织纤维化的炎症反应、血栓形成和过氧化，甚至加快肝纤维化和肝硬化的进程。长期饮酒会引起肝细胞脂肪变性，发生酒精性脂肪肝。而戒酒 1 个月左右，肝脏脂肪就会减少。

二、酒精性肝炎的营养支持治疗

酒精性肝炎患者需要良好的营养支持，应在戒酒的基础上提供高蛋白、低脂饮食，并注意补充维生素 B、维生素 C、维生素 K 及叶酸。酒精性肝炎患者应多补充蛋白质。重症酒精性肝炎患者应考虑夜间加餐，防止肌肉萎缩。

三、保肝抗纤维化治疗

对于酒精性肝炎患者，除了戒酒和营养支持外，药物治疗也是十分重要的。通常需要在专业医生指导下选择药物方案。常见保肝药物如下。

1. 对于轻症酒精性肝炎可选择水飞蓟素类、多烯磷脂酰胆碱和还原型谷胱甘肽、双环醇等保肝、抗炎药物，改善肝脏生化指标。

2. 对于轻中度酒精性肝炎伴转氨酶明显升高的患者，可选择甘草酸苷、甘草酸二铵、甘草酸单铵半胱氨酸等甘草酸制剂。应用时注意监测血压和血钾。

3. 美他多辛可加速乙醇从血液中清除，有助于改善乙醇中毒症状、乙醇依赖及行为异常。

4. S-腺苷蛋氨酸可以改善酒精性肝炎患者的临床症状和血清生物化学指标。

5. 抗纤维化治疗方案可在中医理论指导下选择中药或中成药，但目前尚缺少这方面的循证医学研究证据。

酒精性肝炎的治疗，戒酒是最基本的措施，营养支持也非常重要。是否需要药物干预、用哪些药物干预，需根据患者病情，采取个体化治疗。也需要在专业医生指导下进行合理药物治疗，避免自行口服药物造成肝脏再次遭受打击，延误病情。

四、肝脏的非特异性抗炎治疗

目前有多种方法用于评价酒精性肝病的严重程度及近期存活率，主要包括 Child-Pugh 分级、PT- 胆红素判别函数（Maddrey 判别函数）、终末期肝病模型（MELD）积分、Lille 评分等。其中 Maddrey 判别函数的计算公式为：$4.6 \times$ PT（s）差值＋ TBil（mg/dL），得分＞ 32 分表示有很高的 30 天病死率。重症酒精性肝炎患者应用糖皮质激素治疗 7 天时可使用 Lille 评分评估，评分＞ 0.45 分提示激素无效。研究表明，糖皮质激素可改善重症酒精性肝炎患者 28 天的生存率，但对 90 天及半年生存率改善效果不明显。

五、酒精性肝炎患者肝移植的标准

目前有许多方法用于评价酒精性肝炎患者的预后，其中，Maddrey 得分＞ 32 分、MELD 评分＞ 18 分、Glasgow 评分＞ 8 分、ABIC 评分＞ 9 分提示预后不良。对于严重的酒精性肝炎患者可考虑肝移植。早期的肝移植可提高患者的生存率，但要求患者肝移植前戒酒 3 ～ 6 个月，并且无其他脏器的严重酒精性损害。

六、避免或减少维生素 A 与酒精同时摄入

长期饮酒可导致体内维生素缺乏。然而，早在 1992 年，

有外国学者在肝病顶级杂志 *Hepatology* 上发表了研究结果，饮酒的同时服用胡萝卜会导致肝细胞受损，由于胡萝卜素是维生素 A 的前驱体，在体内经过酶的作用会生产维生素 A，酒精与维生素 A 作用具有肝毒性。

七、需格外小心中草药、保健品

近年来，随着人们保健意识增加，中草药和保健品应用愈加广泛。对于酒精性肝炎患者，切记盲目服用中草药和保健品，少数中草药具有直接或间接的肝毒性，保健品中含有某些成分也可导致肝损伤的发生。

八、酒精性肝炎患者的饮食注意

酒精性肝炎患者应在戒酒的基础上提供高蛋白、低脂饮食，并注意补充维生素。鸡蛋是我们最常见的食物之一，鸡蛋的蛋白质集中在蛋清，一个鸡蛋平均含有 6～7 g 蛋白质，而蛋黄则以脂肪为主，包括中性脂肪、卵磷脂、胆固醇等，酒精性肝炎患者依据病情可酌情选择进食鸡蛋，以进食后身体没有不适为宜。此外，保持大便通畅有助于避免肝昏迷的发生，酒精性肝炎患者可选择玉米、高粱等粗纤维食物，以利于大便通畅。

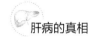

九、酒精性肝炎患者生活中的注意要点

酒精性肝炎患者的休息与活动应强调"适度"，避免劳累，要"动静结合、动静适度"。自古医家称"睡眠是养生之要务"，充足的睡眠对于肝病恢复非常重要。同时，应保持心胸开阔，情绪稳定。中医认为"肝为将军之官"，本性喜顺达、舒畅。乐观情绪有助于肝脏功能恢复正常。

酒精性肝炎患者想知道的六件事

一、酒精性肝炎、酒精性脂肪肝、酒精性肝硬化有什么区别？

酒精性肝炎是酒精性肝病的简称，依据病情轻重包括酒精性脂肪肝和酒精性肝硬化等 5 种临床分型。酒精性脂肪肝是酒精性肝炎的早期阶段，比酒精性肝硬化病情轻，通常可逆转。而酒精性肝硬化阶段病情更重，很难逆转，常会有并发症发生。

二、戒酒后，酒精性肝炎就会逆转吗？

研究表明，戒酒后，肝脏的炎症会依然存在，经过一段时间后部分轻酒精性肝炎症患者可自行恢复，但仍有相当比例的酒精性肝炎患者需要药物辅助治疗。通常来讲，酒精性肝炎未进展到肝硬化阶段或肝硬化早期都是可以逆转的。但如果已进展到肝硬化中晚期，即便戒酒，经过药物治疗也无法使硬化的肝脏完全逆转。

三、酒精性肝炎会危及生命吗?

酒精性肝炎是指短期内肝细胞大量坏死引起的一组临床病理综合征,可发生于有或无肝硬化的基础上,主要表现为血清ALT、AST 或 γ-GT 升高,可有血清 TBil 增高,可伴有发热、外周血中性粒细胞升高。重症酒精性肝炎是指酒精性肝炎患者出现肝功能衰竭的表现,如黄疸、凝血机制障碍、肝性脑病、急性肾功能衰竭、上消化道出血等,常伴有内毒素血症。早期发现,及时治疗,避免再次饮酒,酒精性肝炎的预后多是良好的。如延误治疗,或酒精持续损害肝脏则可能出现危及生命的情况发生。

四、病情恢复了,喝一点酒可以吗?

酒是酒精性肝炎的罪魁祸首,只要酒精进入了肝脏,任何方式的代谢对于肝脏而言都是一种伤害和负担。即使病情恢复了,仍需严格戒酒,避免疾病复发。

五、戒断综合征是什么?

酒精戒断综合征指长期酗酒者停止饮酒后出现一系列症状和体征,根据表现可将其分为 4 个类型。

戒断小发作:一般会在停止饮酒 6 ～ 24 小时后出现。表现为心率加快、食欲差、乏力等。

轻度戒断综合征：表现为震颤、乏力、出汗、反射亢进及胃肠道症状。

戒断大发作：在最后一次饮酒 10 ～ 72 小时后出现，第二天为高峰期，有幻视和幻听、震颤、呕吐、出汗、睡眠障碍及高血压。

戒断性癫痫：发作在最后一次饮酒后 6 ～ 48 小时出现。严重戒断症状可在最后一次饮酒后 3 ～ 10 天出现。

六、为什么在治疗过程中，护士会约束我？

肝性脑病（又称肝昏迷）是酒精性肝硬化失代偿期的常见并发症之一，临床表现比较复杂多变，部分患者会表现为躁动不安、狂躁、胡言乱语，甚至有打人等暴力行为。这些患者通常无法配合治疗，拒绝输液扎针，甚至自行拔除输液针。为了保护患者，让其尽快接受药物治疗，护士会采取约束带对患者上肢进行保护。

第五章

意想不到的药物性肝损伤

我国药物性肝损伤情况

药物性肝损伤（Drug-induced Liver Injury，DILI）指由各类处方或非处方的化学药物、生物制剂、传统中药、天然药、保健品、膳食补充剂及其代谢产物，乃至辅料等所诱发的肝损伤。目前其已成为我国常见的非感染性肝病之一。在我国有专门针对药物性肝损伤的网站（http://www.hepatox.org），记录了可导致药物性肝损伤的 400 余种常见药物信息。

在发达国家，药物性肝损伤的年发病率为 1/10 万～ 20/10 万，2013 年，冰岛报道药物性肝损伤的年发病率约为 19.1/10 万。在我国，由于人口基数庞大，临床用药（西药、中药）种类繁多，加上人们用药不够规范，药物性肝损伤发病率在我国逐年上升。一项多中心大型回顾性研究报道显示，我国药物性肝损伤的年发病率约为 23.80/10 万，高于发达国家。在我院一项 188 902 例的临床研究中，药物性肝损伤占住院肝病病因的百分比从 2002 年的 1.4% 上升到 2013 年的 2.9%；在我院另一项 21 382 例有肝活检的住院病例研究中，药物性肝损伤占住院肝病病因的百分比从 2007 年的 3.7% 逐年上升到 2016 年的 13.7%。

药物引起肝损伤的原因

药物能"治"病，也能"致"病。一字之差，谬以千里。人们常说："是药三分毒"，现代普遍理解为，凡是药物都有毒副作用，而肝脏是药物浓集、转化、代谢的"化学加工厂"，90%的药物需要在肝脏中代谢，所以肝脏成为药物不良反应发生的重要场所，也是药物性损伤的主要靶器官。

一、人类肝脏对药物毒性的反应有三种表现

耐受性，也就是用药期间肝脏未受损；适应性，即用药期间肝功能异常，但继续用药肝功能可恢复正常，肝脏有较强的适应性；易感性，是指用药期间甚至停药以后出现的肝损伤，不能自行缓解。

二、药物进入肝脏以后是如何导致肝损伤的呢?

首先，我们要先了解药物进入肝脏后是如何代谢的，通常包括转化和结合两个时相，又称为Ⅰ相代谢和Ⅱ相代谢。Ⅰ相代谢包括药物的氧化、还原、水解等反应，使药物极性增高，

水溶性增大，从而更易排出体外；Ⅱ相代谢为结合反应，药物通过与各类基团相结合，极性更高，可通过胆汁、尿液排出体外。有些药物仅靠Ⅰ相代谢，而有些则需要Ⅰ相和Ⅱ相两种代谢。两种代谢的代谢酶基因具有多态性，因此不同的个体对药物的适应程度差异很大。

药物主要通过以下几种机制造成肝脏损伤。

（一）药物及其代谢产物的直接肝毒性

一些药物进入人体后其本身或者代谢后的产物直接对肝脏产生了损伤，这类药物往往摄入的剂量越高，肝脏损伤越重，我们称为固有型药物性肝损伤。最典型的就是四氯化碳和 N- 甲基亚硝酸等实验或者工业用的毒剂。生活中比较常见的此类药物有对乙酰氨基酚，一般每天摄入 < 1 g 不会导致肝损伤，少数患者连续服用 5 ～ 10 天可引起肝损伤。而每天摄入 > 10 g 肝损伤的风险明显增加，甚至可以导致急性肝衰竭。

（二）特异质型肝毒性

机体对药物的特异质反应所诱导的药物性肝损伤与用药剂量和疗程无相关性，此种肝脏损伤仅发生在个别少数人身上，对大多数人安全，是不可预测的，也难以在动物模型中复制出来。

1. 药物基因组学相关的遗传多态性：机体特定的基因多态性也就是遗传学因素。主要体现在①药物代谢酶：Ⅰ相代谢酶中细胞色素 P450 是最重要的药物代谢酶，临床药物中有 75%都由其代谢。Ⅱ相代谢酶中 N- 乙酰转移酶与药物乙酰化速度相关，而东亚人群中，乙酰化速度慢的人群更易发生异烟肼相关的肝损伤。此外，目前也发现了双氯芬酸、曲格列酮、克拉维酸 - 阿莫西林、非甾体类抗炎药、硫唑嘌呤等均与一些药物代谢酶相关基因变异或多态性相关；②跨膜转运蛋白；③溶质转运蛋白；④ *HLA* 基因：已发现多个 *HLA* 基因位点与一些特定药物导致肝损伤相关，如中国人民解放军总医院第五医学中心肖小河团队报道 HLA-B*35:01 Allele 是人类预测何首乌导致的药物性肝损伤潜在的生物标志物。

2. 氧化应激与线粒体损伤：药物及其活性代谢产物诱导的肝细胞线粒体受损和氧化应激可通过多种分子机制引起肝细胞损伤和死亡。

3. 炎症作用：炎症应答主要是与免疫激活及其后果相关的一系列细胞和分子时间的结合。一方面，炎症应答与药物暴露相结合，外源性的炎症可促进药物性肝损伤的进展；另一方面，药物及其代谢产物也可激发肝内炎症进展。比如，对乙酰氨基酚过量时，细胞色素 P450 代谢增加，肝脏的还原型谷胱甘肽很快耗竭，而对乙酰氨基酚的代谢产物 N- 乙酰苯醌亚胺增多，引起线粒体损伤、ATP 耗竭、氧化应激、DNA 毁损及肿胀性坏死等炎性过程。

4. 内质网应激：内质网负责蛋白质加工及运输等作用，内质网负荷过重可出现"内质网应激反应"，成为急性和慢性肝

病的发病机制

5. 适应性免疫攻击：目前认为是药物性肝损伤最后的共同事件。适应性免疫攻击可能是药物性肝损伤的最后共同事件。首先，细胞损伤和死亡所产生的危险信号可活化抗原递呈细胞而诱导适应性免疫攻击。其次，许多药物代谢产物可能作为半抗原与宿主蛋白结合形成新抗原。若适应性免疫应答针对新抗原中的宿主蛋白，将导致自身免疫应答；若识别新抗原中药物代谢产物，将导致抗药物免疫应答。此外，适应性免疫应答不仅可以介导特异质型药物性肝损伤，还可能引起肝外免疫损伤，产生发热和皮疹等全身性表现。

6. 药物与细胞死亡机制：药物和毒素可通过活化多种信号通路介导肝细胞凋亡、坏死和自噬等多种细胞死亡类型，在药物性肝损伤发病机制中发挥重要作用。

7. 恢复性肝组织修复对药物性转归的影响：药物及其代谢产物在导致肝损伤时，也可激发肝细胞再生和修复。肝细胞的修复状态可能是肝损伤进展或消退的内在决定因素。

得了药物性肝损伤，脸黄的原因

　　患者吃药导致肝损伤后，皮肤和眼球会很黄，这是为什么呢？皮肤和眼球出现发黄，我们称为黄疸。实际上，各种原因导致的肝损伤都有可能表现为黄疸。并不是所有药物性肝损伤都会脸黄，多数患者可无明显症状，仅表现为 ALT、AST、ALP、GGT 等肝功能指标不同程度的升高，部分患者会有乏力、食欲减退、厌油、上腹不适等表现。胆汁淤积明显的患者会出现皮肤黄染、尿色加深、大便颜色变浅和瘙痒等。少数还会出现发热、皮疹、关节酸痛等过敏症状，严重者可伴有肝外其他器官的损伤，甚至出现肝衰竭。脸黄的患者最直观的肝功能指标是胆红素，当胆红素超过正常值，但肉眼未能观察到时称为隐形黄疸。当胆红素水平超过 34 μmol/L 时，可表现为肉眼可见的黄染。

　　急性药物性肝损伤的黄疸越重，提示肝脏损伤越重。其严重程度可分为 0 ～ 5 级。

　　0 级：无肝损伤，患者对药物可耐受，无肝毒性反应。

　　1 级：轻度肝损伤，ALT 和 / 或 ALP 呈可恢复性升高，总胆红素 < 2.5 ULN（42.75 μmol/L），多数患者可适应。患者可

有轻度黄疸，有或无乏力、虚弱、恶心、食欲减退、右上腹痛、瘙痒、皮疹、体重下降等症状。

2 级：中度肝损伤：ALT 和 / 或 ALP 升高，总胆红素 ≥ 2.5 ULN 或 INR ≥ 1.5。此时患者可有轻中度黄疸，或有出血倾向。其他症状可有加重。

3 级：重度肝损伤：ALT 和 / 或 ALP 升高，胆红素 ≥ 5 ULN（85.5 μmol/L），伴或不伴 INR ≥ 1.5。此时患者有中重度黄疸，或有出血倾向，其他症状进一步加重，需住院治疗。

4 级：急性肝衰竭：ALT 和 / 或 ALP 升高，胆红素 ≥ 10 ULN（171 μmol/L）或每日上升 ≥ 17.1 μmol/L，INR ≥ 1.5，INR ≥ 2 或 PTA < 40%，此时患者有重度黄疸或黄疸迅速加深，有明显的出血倾向，其他症状更加严重，并可同时出现腹水或肝性脑病或其他器官功能衰竭。

5 级：致命，因药物性肝损伤可致死亡，需肝移植才能存活。

药物性肝损伤有很多分型

药物可以引起各种各样的肝损伤，根据不同标准有以下分型。

一、基于发病机制

可分为固有型和特异质型。

固有型药物性肝损伤具有可预测性，与药物剂量密切相关，剂量越高越易导致肝损伤，潜伏期短，个体差异不显著。对乙酰氨基酚是此类型典型代表，但某些患者可能具有特异质型。特异质型药物性肝损伤临床上较为常见，不具有可预测性。少数药物性胆汁淤积可预见，呈剂量依赖性，大多数不可预见，呈特异质型或过敏反应型。阿莫西林克拉维酸、非甾体类抗炎药和异烟肼等许多药物可引起特异质型药物性肝损伤。

特异质型药物性肝损伤又分为免疫特异质型及遗传特异质型。免疫特异质型又有两种情况：一种超敏性，用药后1～6周起病，表现为发热、皮疹、嗜酸性粒细胞增多等，很少出现自身抗体。另一种缓慢发生，可产生多种自身抗体，一般无发热、皮疹等表现。遗传特异质型药物性肝损伤通常无免疫反应特征，起病缓慢，最晚可 1 年，再次用药不一定快速导致肝损伤。

二、基于受损靶细胞

可分为肝细胞损伤型、胆汁淤积型和混合型及肝血管损伤型。前三种主要根据临床和肝功能中 ALT、ALP 和 R 值判断。R 值 =（ALT 实测值 / 正常值上限）/（ALP 实测值 / 正常值上限）。

肝细胞损伤型：ALT ≥ 3 倍正常值上限（ULN），且 R ≥ 5，病理上主要表现为肝细胞损伤。

胆汁淤积型：ALP ≥ 2 ULN，且 R ≤ 2，病理上多表现为胆管上皮细胞损伤。

混合型：ALT ≥ 3 ULN，ALP ≥ 2 ULN，且 2 < R > 5，病理上多表现为前两种细胞损伤都存在。

如果 ALT 和 ALP 达不到以上标准，则称为"肝脏生化学检查异常"。

此外，某些药物或其代谢产物可引起肝血管损伤，比如肝窦阻塞综合征、肝小静脉闭塞病，损伤肝窦和肝脏终末小静脉，主要致病因素有放疗、化疗、使用含吡咯双烷生物碱的植物（如土三七）等；紫癜性肝病，又称肝紫癜病或肝紫斑病，损伤肝窦，主要致病因素是使用了避孕药物、硫唑嘌呤、环孢素等；巴德－基亚里综合征，损伤肝静脉主干或下腔静脉阻塞，主要致病因素是使用了某些避孕药、化疗药等；肝汇管区硬化和门静脉栓塞，可引起窦前性门脉高压症，其与使用化疗药物、抗 HIV 治疗、复杂性感染等多种因素相关；多结节性再生性增生，主要与使用巯基嘌呤、治疗 HIV 的司他夫定等抗逆转录病毒药、奥沙利铂、避孕药物等有关。

三、基于药物性肝损伤的病程

药物性肝损伤可分为急性及慢性。

急性药物性肝损伤占绝大多数，其中 6% ～ 20% 可发展为慢性药物性肝损伤。研究显示，急性药物性肝损伤发病 3 个月后，约 42% 的患者仍存在肝脏生化指标异常；随访 1 年，约 17% 的患者仍存在肝脏生化指标异常，此时提示慢性化。胆汁淤积型药物性肝损伤相对比较容易进展为慢性。

至于慢性药物性肝损伤，传统概念是长期服用损害肝脏药物导致，而目前的新概念是停用损害肝脏药物后，病程仍呈慢性化进展。慢性药物性肝损伤的诊断，目前多采用 2014 年美国胃肠病学会（American College of Gastroenterology，ACG）指南或中国《药物性肝损伤诊治指南》，指药物性肝损伤发生 6 个月后，血清 ALT、AST、ALP 及 TBil 仍持续异常，或存在门静脉高压或慢性肝损伤的影像学和组织学证据。慢性药物性肝损伤的表现形式有多种，如慢性持续性肝损伤、自身免疫样药物性肝损伤、药物相关的慢性肝脏疾病（如肝硬化等）。

不好诊断的药物性肝损伤

由于缺乏特异性的诊断手段，药物性肝损伤的诊断往往依靠用药史和除外其他原因（如各种病毒性肝炎）等引起的肝损伤，必要时需行肝活检病理检查。

一、服药史

服用可疑引起肝损伤的药物与导致肝损伤之间可有潜伏期，短则数天，患者常有过敏反应；长则 1～9 个月，常为代谢特异质型药物性肝损伤。绝大多数 < 7 天潜伏期的药物性肝损伤与抗生素有关，或与再次使用曾经导致过肝损伤的药物有关。一些药物（如阿莫西林克拉维酸、头孢唑林）等可在停用后延迟发病，最长达 6 周。潜伏期超过 1 年的情况常见于慢性自身免疫性肝炎样的药物性肝损伤。

二、排除其他肝病

因为药物导致肝损伤的发病时间差异很大，数天到数月，甚至 1 年以上均有，无特异的临床表现。诊断时需排除急性病毒性肝炎（甲型、乙型、丙型、丁型、戊型肝炎）、慢性乙型肝炎、慢性丙型肝炎、非酒精性脂肪肝、酒精性肝炎、自身免疫相关肝损伤，以及其他遗传代谢的原因引起的肝损伤。

当确实有基础肝病存在时，需仔细鉴别肝病加重是药物叠加还是原有肝病加重。有报道称，有超过 6% 的药物性肝损伤患者有既往肝病，而既往有肝病的患者有 1% 可出现药物性肝损伤。比如一些资料显示，在使用抗结核药物时，活动期的慢性乙型肝炎患者比无症状的乙型肝炎携带者更易发生肝损伤。乙型肝炎患者使用他汀类降脂药物引起不可逆的肝损伤较少见，但一旦发生，及时停药也可能出现严重后果。

当多种病因同时存在时，药物性肝损伤更难诊断。比如，一些曾患乙型肝炎或丙型肝炎但控制良好的患者，如果患有其他疾病（如炎症性肠病）而需要使用免疫抑制剂时，可能会引起急性肝损伤。这种情况一般倾向于免疫抑制剂治疗导致病毒激活，很难排除自身免疫所致肝损伤或免疫抑制剂导致药物性肝损伤，或 3 种同时发生。

三、肝功能情况

对于药物性肝损伤的肝功能判断标准，由于一些患者轻度肝损伤可自行恢复，为了避免不必要的停药，判断标准调整为以下任一一种情况：ALT ≥ 5 倍正常值上限（ULN）；ALP ≥ 2 ULN，且排除骨病；ALT ≥ 3 ULN，且胆红素 >

2 ULN。该标准对是否需治疗有重要参考意义。

四、肝活检

什么时候需要进行肝活检呢？当有以下情况时需考虑肝组织活检：①经临床和检查无法确诊药物性肝损伤时；②停用可疑药物后，肝功能仍未缓解甚至恶化；③停用药物 1 ～ 3 个月，肝功能未能下降峰值的 50% 以上；④长期使用可导致肝纤维化的药物，比如甲氨蝶呤。

五、因果关系评估方案

在确认肝损伤后，常采用 RUCAM 量表进行综合评估来明确药物与肝损伤的因果性关系。评估内容包括用药史，特别是从用药或停药到发病的时间；病程长短和肝功能异常的动态特点；危险因素（饮酒、妊娠、年龄等）；合并应用其他药物；排除其他肝病；药物以往的肝毒性信息；药物再刺激反应。

根据综合评分，＞ 8 分为极可能；6 ～ 8 分为很可能；3 ～ 5 分为可能；1 ～ 2 分为不太可能；0 分为排除。

教你看肝功能指标

在说肝功能之前，先说一下最常化验的血常规。多数药物性肝损伤的患者其血常规无明显改变。超敏性的药物性肝损伤可能会出现嗜酸粒细胞升高。但如果有一些基础疾病或服用某些药物，可能会对血常规有影响，故单纯靠血常规无法确诊。

肝功能指标包括肝脏合成功能（如血清白蛋白）、排泄功能（如胆红素）、反应肝脏炎症坏死指标（血清氨基转移酶）及胆汁淤积（碱性磷酸酶）的指标。这些指标实际反映了肝脏的多种功能。通过 ALT 和 ALP 升高的程度可分辨药物性肝损伤的类型。

一、ALT 和 AST 升高

损伤的肝细胞释放的细胞内酶增多，提示肝细胞有坏死和炎症。药物性肝损伤可表现为无症状的 ALT 和 AST 升高，升高 3 倍正常值上限具有较大的临床意义。一般急性的药物性肝损伤 ALT 升高可超过 100 倍正常值上限，当然此时也需要排除其他器官病变导致的 ALT 升高，在排除骨骼肌、心肌等可以导致 AST 升高的疾病后，AST 的升高提示肝细胞损伤更重。不过 ALT 的升高程度不一定代表肝损伤的严重程度，有一些药物性肝损伤可能会表现为 ALT 轻度升高，即使 ALT 正常也不可以完全排除药物性肝损伤。

二、ALP 和 GGT 升高

ALP、GGT 升高可能提示胆汁淤积型或混合型药物性肝损伤，但仍需排除生长发育的儿童、骨病患者等其他原因导致的 ALP 升高的情况。当排除饮酒患者 GGT 升高时，ALP 和 GGT 升高的关系如下：两者共同升高，考虑胆管上皮细胞损伤；GGT 高，但 ALP 不高，几乎判定胆管上皮细胞损伤；GGT 不高，ALP 升高，应考虑骨病等可能。

三、血清总胆红素

血清总胆红素表示肝脏的排泄功能，白蛋白及前白蛋白水平表示肝脏合成功能。因肝脏是合成凝血因子的重要器官，国际标准化比值（INR）及凝血酶原活动度（PTA）等凝血功能指标也提示肝脏合成功能情况。当血清总胆红素升高、白蛋白下降、凝血功能下降时，均提示肝损伤较重。当然也需要排除导致胆红素上升的其他疾病，如肝外梗阻性病变等；排除导致白蛋白下降的疾病，如肾病、营养不良等。

此外，血液中一些特定的指标可以作为明确诊断特定药物的依据。目前发现的有吡咯－蛋白加合物可诊断土三七引起的肝损伤；对乙酰氨基酚的有毒代谢产物 NAPQI（N–乙酰苯丙醌亚胺）、对乙酰氨基酚－蛋白加合物可诊断对乙酰氨基酚引起的肝损伤。其他新的生物标志物尚有待确定。

肝脏影像学检查的指导价值

比如腹部 B 超、腹部 CT、腹部 MRI、肝脏瞬时弹性成像、MRI 胰胆管造影（MRCP）、经内镜逆行性胰胆管造影术（ERCP）等对药物性肝损伤的诊断均有不同角度的指导价值。

1. 对于既往健康的急性药物性肝损伤患者，肝脏超声一般变化不大或显示轻度肿大，而急性肝衰竭则可能发现肝脏体积缩小。少数慢性的药物性肝损伤可出现肝硬化、脾大、门静脉扩张等表现。一般如果没有胆管结石，肝内外的胆管不会有明显扩张。

2. 对于肝脏血管病变，比如土三七导致的肝窦阻塞综合征、肝小静脉闭塞病等，影像学检查有很大价值，肝脏 CT 可见肝肿大，门脉期会有地图样的改变，肝静脉显示不清，且可能伴有腹水。

3. 对于有黄疸症状的患者，鉴别胆汁淤积型药物性肝损伤、其他胆道病变、胰胆管的恶性肿瘤，常规的影像学及 MRCP、ERCP 可起到重要作用。

4. 肝脏瞬时弹性成像是利用超声波间接测量肝脏硬度的检查，多作为无创检查肝脏纤维化程度的手段。但对肥胖、腹水等患者有一定的检测难度。

治疗药物性肝损伤的关键

绝大多数药物性肝损伤无特异性的治疗方法，其主要的治疗原则包括：停用可疑药物，尽量避免再次使用可疑或同类药物；充分权衡停药引起原发病进展和继续用药导致肝损伤加重的风险；根据药物性肝损伤的临床类型选用适当的保肝、降酶、退黄等药物；急性或亚急性肝衰竭等重症患者必要时可考虑紧急肝移植。

治疗药物性肝损伤的关键是：当怀疑药物性肝损伤时，首先要做的是识别可能引起肝损伤的药物并及时停药。这也是治疗最重要的一步。此时应关注发病前半年内服用过的药物，包括剂量、途径、持续时间等。包括非处方药、处方药、中草药、保健品、偏方、验方等，甚至包括接触或吸入的可疑毒物（比如农忙时接触的农药、染发时接触的染发剂、吸入的刺激性气体等）。及时停药可以使95%的患者自行改善或者痊愈，少数进展为慢性，极少数可进展为急性或亚急性肝衰竭。

有人总是问，是否只要肝酶升高一定要停药呢？

其实肝脏对药物的适应性较强，暂时的肝酶波动很正常，

ALT 或 AST 轻度升高（低于 3 倍正常值上限）很多时候不作为立即停药的标准。但当胆红素水平或者凝血功能异常时，提示肝脏受损明显，再继续用药便有发展为肝衰竭的危险。而贸然停药可能导致原发疾病加重，一般的停药原则可参照 2013 年美国针对药物临床试验受试者标准，出现以下情况之一则考虑停药：ALT 或 AST > 8 ULN；ALT 或 AST > 5 ULN，持续 2 周；ALT 或 AST > 3 ULN，且（TBil > 2 ULN 或 INR > 1.5）；ALT 或 AST > 3 ULN，伴随逐渐加重的疲劳、恶心、呕吐、右上腹疼痛、发热、皮疹或血常规嗜酸性粒细胞增多（> 5%）。对于固有型药物性肝损伤，原发疾病无其他替代治疗时可酌情减量。

有针对性的解毒治疗

一、急性中毒的患者应立刻脱离中毒物质

避免经口、皮肤或其他途径接触毒物。并早期清除体内毒物，可采取催吐或洗胃、导泻、活性炭吸附等措施消除胃肠残留的药物。常见的导泻药物有硫酸镁（肾功能不全患者忌用）、山梨醇、甘露醇等。重症患者可采用利尿、血液透析、腹腔透析、血液灌流、血浆置换等方法快速去除体内的药物。

二、解毒剂的应用

药物及中毒性肝损伤，除了使用减轻肝脏炎症、修复肝细胞膜、利胆、对症支持等治疗方法，一些特定的药物或毒物还需使用特定的解毒剂进行消除。

（一）对乙酰氨基酚中毒

对乙酰氨基酚对肝脏的损伤与该药的毒性代谢产物 N- 乙酰苯丙醌亚胺有关。N- 乙酰苯丙醌亚胺可通过耗竭肝细胞内的谷胱甘肽，导致肝组织内氧化与抗氧化平衡的破坏，肝细胞

坏死。N-乙酰半胱氨酸是 2004 年被美国 FDA 批准用来治疗对乙酰氨基酚引起固有型药物性肝损伤的唯一解毒药物，N-乙酰半胱氨酸是一种抗氧化剂，可有效提供巯基，清除多种自由基。N-乙酰半胱氨酸在进入细胞内后经脱去乙酰基形成谷胱甘肽的前体，促进谷胱甘肽的合成，提高组织细胞内的还原型谷胱甘肽的水平，从而增强机体抗自由基及抗药物、毒物损伤的能力，同时阻断各种氧化应激导致的细胞凋亡。

此外，N-乙酰半胱氨酸在体内还可作为一氧化氮分子的载体，促进微循环血管扩张，有效增加血液对氧的输送和释放，纠正组织细胞缺氧，降低多器官功能不全的发生。临床越早应用效果越好。如果服用 4 小时后，对乙酰氨基酚浓度在 150 mg/L 或以上时，应启动 N-乙酰半胱氨酸治疗。8 小时内给予 N-乙酰半胱氨酸治疗可使死亡率将至 10% 以下，16 小时内使用，死亡率可达 40%。对于 ALT 峰值超过 1000 U/L 的患者，口服及静脉给药均可获益。成人一般用法 :50 ～ 150 mg/kg·d，总疗程不低于 3 日。治疗过程中应严格控制给药速度，以防不良反应（常见为过敏、恶心、呕吐、面部潮红、皮疹）。

美国急性肝衰竭（ALF）研究小组 8 年 24 个中心 173 例非对乙酰氨基酚所致 ALF 患者的前瞻性对照研究显示，N-乙酰半胱氨酸可提高早期无肝移植患者的生存率。2011 年《美国肝病学会（AASLD）急性肝衰竭管理指南》推荐 N-乙酰半胱氨酸用于药物及毒蕈引起的急性肝衰竭的治疗。2014 年，《美国胃肠病学会特异质型药物性肝损伤临床诊断及处理指南》推荐应用 N– 乙酰半胱氨酸治疗早期急性肝衰竭患者。因在儿童非对乙酰氨基酚引起的 ALF 随机对照治疗研究中结果不一致，故不建议 N– 乙酰半胱氨酸用于儿童非对乙酰氨基酚所致药物性急性肝衰竭的治疗，尤其是 0 ～ 2 岁的患儿。

具体用法：口服 N– 乙酰半胱氨酸方法为首次剂量 140 mg/kg，随后 70 mg/kg，每 4 小时 1 次，共 17 剂，或直到 INR < 1.5 停用。静脉 N– 乙酰半胱氨酸方法为首次剂量 100 mg/kg，溶于 5% 葡萄糖溶液 250 mL 中，静脉滴注 1 小时，随后 50 mg/kg，溶于 5% 葡萄糖溶液 500 mL 中，静脉滴注 4 小时，随后 100 mg/kg，溶于 5% 葡萄糖溶液 1000 mL 中，静脉滴注 16 小时（可延长总用药时间至 2 天），或直到 INR < 1.5 停用。N– 乙酰半胱氨酸治疗最短持续 20 ～ 24 小时。N– 乙酰半胱氨酸常见的不良反应有过敏、恶心、呕吐、面部潮红、皮疹等。一些不良反应较为少见，如口腔炎、呼吸道症状（咳嗽、喘息、喘鸣、支气管痉挛）、心动过速、低血压、荨麻疹、水肿、酸中毒、低血钾、晕厥、癫痫发作、昏睡、血小板减少等。

（二）蘑菇中毒

超过 90% 因蘑菇中毒致死的患者是因为服用了鬼笔鹅膏（Amanita phylloides，称为"死亡之帽"）或白毒伞（Amanita verna，称为"毁灭天使"）的菌类，单次超过 50 g 可致命。

其毒性潜伏期长达 6 ～ 20 小时，重度者可出现肝细胞性黄疸及肾衰竭，接下来 24 ～ 48 小时会出现剧烈腹痛、呕吐、腹泻；72 小时可出现抽搐、昏迷。减少 α - 鹅膏毒素摄入及降低毒性的治疗包括使用水飞蓟素（1 g 口服 每日 4 次）及静脉注射水飞蓟宾（5 mg/kg，给药时间 1 小时，随后 20 mg/kg 继续输入）；可静脉注射青霉素；西咪替丁也可抑制毒素代谢物形成；此外也可给与 N- 乙酰半胱氨酸。

（三）来氟米特毒性

及时停用来氟米特 2 年，仍可在血浆中监测其活性代谢物特立氟胺。可用考来烯胺的胆酸洗脱作用对抗来氟米特的毒性，并持续治疗至无法检测到特立氟胺的水平。具体用法：考来烯胺 8 g，口服，每日 3 次，联合或不联合活性炭治疗 24 小时（50 g，每 6 小时 1 次，口服或鼻饲）。如不需紧急清除来氟米特。也可给予考来烯胺 8 g，口服，每日 3 次，共 11 天，可不连续。

三、其他特异解毒剂

氰化物中毒，可使用亚硝酸盐 - 硫代硫酸钠治疗；由于接触某些药物毒物（如亚硝酸盐、非那西汀、普鲁卡因、苯胺）等引起的高铁血红蛋白血症，可用亚甲蓝治疗；丙戊酸盐诱导的肝损伤，可用左旋肉碱解毒；有机磷农药中毒，可用乙酰胆碱 M– 受体阻断剂阿托品、山莨菪碱，以及胆碱酯酶复能剂氯解磷定治疗等。

四、非特异性的解毒剂

谷胱甘肽，由谷氨酸、半胱氨酸、甘氨酸结合，含巯基，具有抗氧化作用和整合解毒作用，肝细胞中的谷胱甘肽能参与生物转化作用，从而把机体内有害的毒物转化为无害的物质，排泄出体外。谷胱甘肽的活性成分还原型谷胱甘肽是体内主要的抗氧化剂，能清除自由基，抑制肝细胞膜脂质过氧化，影响肝细胞代谢过程，减轻肝细胞损伤。还有多烯磷脂酰胆碱及硫普罗宁、硫代硫酸钠、甾体类激素等。

消炎治疗的目的是保肝

一、甘草酸制剂

甘草酸制剂是在病因治疗基础上的抗炎治疗，只要存在肝脏炎症表现（即 ALT、AST 升高）即可应用；甘草酸制剂品种繁多、剂型各异，具体应用的剂量和用法应以各自药物说明书标注为准，比如，甘草酸二铵肠溶胶囊 150 mg/ 次，3 次 / 天；已有随机对照试验证明，异甘草酸镁可降低药物性肝损伤的 ALT 水平。因此，我国国家食品药品监督管理总局批准急性药物性肝损伤为异甘草酸镁的治疗适应证，成人一般剂量为 0.1 ～ 0.2 g/d。可用于治疗 ALT 明显升高的急性肝细胞型或混合型药物性肝损伤。根据不同肝病的特点，应用疗程可长可短，具体停药标准建议以肝脏炎症消失，即 ALT、AST 恢复正常，再巩固应用 4 ～ 12 周并逐渐减量为妥。

甘草酸制剂应用过程中应定期监测电解质、血糖和血压等。如果出现水钠潴留导致的水肿、高血压，可根据病情停药或改用其他护肝药物。无禁忌证的特殊患者包括幼儿、老年人等，在不适用或无其他治疗方法的情况下，在确保严密监测的前提下，可酌情使用甘草酸制剂以达到抗炎保肝的目的。目前针对药物性肝损伤，原则上不主张预防用药。

二、双环醇

可抑制肝损伤后诱导的多个炎性调控因子，抑制氧自由基和一氧化氮合酶的生成，提高体内抗氧化物，如谷胱甘肽的水平，以减轻炎症，抑制肝细胞凋亡，从而达到抗炎保肝的作用。对于出现药物性肝损伤的患者，建议治疗剂量为 25 ~ 50 mg/ 次，3 次 /d。对于需抗结核及抗肿瘤药物化疗，同时伴有药物性肝损伤高危因素的人群，建议预防性应用双环醇以防止肝损伤的发生，保障化疗的顺利完成。常规剂量为 25 mg/ 次，3 次 /d。遇特殊病例（如血液病需大剂量化疗）时，可采用 50 mg/ 次，3 次 /d 进行预防。五酯胶囊，功效同双环醇，每次 2 粒，每天 3 次。

轻、中度肝细胞损伤型和混合型药物性肝损伤，以及炎症较重者可试用双环醇和甘草酸制剂（甘草酸二铵肠溶胶囊或复方甘草酸苷）等。

三、糖皮质激素

对药物性肝损伤的疗效尚缺乏随机对照研究，应严格掌握治疗适应证，宜用于超敏或自身免疫征象明显，且停用肝损伤药物后生化指标改善不明显甚或继续恶化的患者，还应充分权衡治疗收益和可能的不良反应。近期，由我国学者邹正升等人牵头制定了全球首个糖皮质激素治疗慢性复发性药物性肝损伤的规范、有效且安全的治疗方案——48周糖皮质激素递减治疗方案（48 w-SSR），为国际慢性药物性肝损伤的安全、有效、规范治疗贡献了可复制、可推广的中国方案。凡拟用糖皮质激素治疗时，应充分权衡治疗受益和可能的不良反应，避免诱发或加重感染、消化道溃疡或出血、高血压、高血糖、骨质疏松等不良反应。

其他保肝和退黄治疗

一、肝细胞膜修复保护剂：多烯磷脂酰胆碱

多烯磷脂酰胆碱是从大豆中提取的一种磷脂，其主要活性成分为二亚酰磷脂酰胆碱，其化学结构与内源性卵磷脂相同。具有稳定肝细胞膜的作用，并通过稳定细胞膜达到抗氧化应激、抑制肝细胞凋亡及肝组织炎症等作用。对于中、重度药物性肝损伤患者，肝功能受损持续进展，在及时停用可疑药物的基础上，可选用多烯磷脂酰胆碱辅助治疗。静脉输液用法：严重病例每天输注 2～4 安瓿，如需要，每天剂量可增加至 6～8 安瓿；严禁用电解质溶液（生理氯化钠溶液，林格氏液等）稀释。

二、谷胱甘肽（GSH）

还原型谷胱甘肽可与药物在代谢过程中产生的自由基、亲电子基、氧基等有害活性物质结合而解毒，当上述有毒活性物质超过了肝内 GSH 的代偿水平，即可发生肝细胞坏死。在药物性肝损伤时，外源性补充还原型谷胱甘肽可以减轻氧化应激

和脂质过氧化反应，抑制肝细胞的凋亡，减轻药物对肝细胞的损害。还原型谷胱甘肽的用量是 600 ～ 1200 mg，静脉给药。不良反应少见，偶可见恶心、呕吐、头痛及皮疹，停药后不良反应即可消失。

三、水飞蓟素类

水飞蓟素具有抗氧化、抗炎、抗纤维化及降脂作用，可快速降低 ALT、AST，尤其是 ALT。对药物所致的药物性肝损伤，尤其是毒蕈中毒所致的肝损伤，应用水飞蓟素制剂治疗，可恢复肝功能，安全性好。预防性应用水飞蓟素制剂，可减少抗结核药物所致的药物性肝损伤的发生率，降低治疗药物的停药率，有助于保障原发病治疗的顺利进行。具体用法：严重患者，每天 3 次，一次 2 片，于饭后服用；维持剂量与中等程度患者，每天 3 次，一次 1 片，口服。

四、促进胆红素及胆汁酸代谢药物：S- 腺苷蛋氨酸（SAM）、熊去氧胆酸（UDCA）

SAM 有助于肝细胞恢复功能，促进肝内淤积胆汁的排泄，从而达到退黄及减轻症状的作用，多用于伴有肝内胆汁淤积的各种肝病。对于胆汁代谢障碍及淤胆型肝损伤可选用 SAM，比如药物性肝损伤导致的肝内胆汁淤积症，临床推荐剂量为 0.5 ～ 1.0 g/d，肌内或静脉注射，病情稳定及控制后可以改为片剂进行维持巩固治疗。

UDCA 是人体内源性亲水性胆汁酸，可改变胆盐成分，从而减轻疏水性胆汁酸的毒性，起到保护肝细胞膜和利胆的作用。可用于治疗胆汁淤积型肝病，比如药物导致的胆汁淤积可选此药物。临床使用剂量常为 13 ～ 15 mg/kg。

五、抗凝治疗：低分子肝素

对于"土三七"等药物引起的肝血管病变，如肝窦阻塞综合征（HSOS）、肝小静脉闭塞病（HVOD），早期应用低分子肝素抗凝治疗有较好效果。

除了以上药物，还有中药制剂，如护肝宁、护肝片。

不推荐 2 种以上保肝药物联合应用，也不推荐预防性用药来减少药物性肝损伤的发生。

支持治疗的辅助作用很大

药物性肝损伤患者除了必要的病因治疗、保肝、降酶等对症治疗，支持治疗也起到较大的辅助作用。充分的支持治疗可以保证肝脏良好的修复环境，促进恢复健康。

一、一般支持治疗

1.卧床休息。中医认为"卧则血归于肝"，近代学者也认为行动时四肢血流增加，静卧时内脏血液供应较好，故急性期患者应以卧床休息为主，重症患者应绝对卧床，有助于肝细胞修复和再生。

2.摄入足够的热量、蛋白质及维生素，维持水和电解质平衡。充足的能量可以减少体内蛋白的消耗，有利于肝细胞再生和修复。成人每日摄入的总热量应不少于 2000 kcal，除肝性脑病外，每日蛋白质需要 1 ～ 1.5 g/kg，以保证必需氨基酸供给。此外还应补充多种维生素，维生素是身体必需的营养物质，在肝脏内很丰富，与肝功能关系密切，能直接参与肝脏的代谢活动。肝损伤时，维生素的吸收可发生障碍，引起各种维生素缺乏，因此要适当增加维生素的摄入，多食富含维生素的食物，如维生素 C、维生素 K、维生素 E、维生素 B_{12} 等。

二、人工肝支持治疗

药物诱导急性肝衰竭可利用辅助设备提供暂时的肝功能替代和解毒，同时等待肝功能自行恢复或通过增强肝脏再生的方法恢复肝功能。在少有的随机对照试验中，人工肝和生物人工肝支持系统改善了肝功能，但在降低肝衰竭患者病死率方面没有明显的作用。国外学者对不同病因的急性肝衰竭患者进行了大容量血浆置换，结果显示，大容量血浆置换可以通过增加无移植生存率（没有进行移植条件下的生存率）来改善急性肝衰竭患者的预后。当患者病情严重、进展迅速且不具备肝移植条件时，大容量血浆置换可能是一种较好的治疗选择，但它在药物诱导的急性肝衰竭中的具体作用仍不清楚，尚有待进一步研究。而对拟行肝移植治疗的患者，人工肝治疗或可为肝移植提供过渡的桥梁。

谈谈药物性肝损伤治疗中的难题与困境

由于慢性乙型肝炎、慢性丙型肝炎等病毒性肝炎逐渐可防可控，药物性肝损伤已成为临床不可忽视的急性肝损伤原因。我国药物性肝损伤的发病率正呈逐年上升趋势，目前药物性肝损伤治疗领域仍面临着诸多问题和挑战。

1. 目前药物性肝损伤仍属于排他性诊断，其诊断标准比较复杂。因其无特异性诊断标志物，故难以做到及时明确的诊断，从而导致无法及时停用肝损伤药物。

2. 药物性肝损伤起病初期多数无明显临床症状，难以早期识别。一些患者延误最佳救治时间导致迅速发展至肝衰竭，短期病死率高。晚期肝衰竭目前除了肝移植外尚无有效的治疗方法。

3. 目前除了针对对乙酰氨基酚过量使用的 N- 乙酰半胱氨酸等少数特定的解毒剂外，多数药物导致的肝损伤并没有特定的解毒剂。包括甘草酸制剂、水飞蓟素、熊去氧胆酸和多烯磷脂酰胆碱等其他一些细胞保护剂，虽然被报道在药物性肝损伤治疗方面取得了一定的疗效，但仍缺乏高质量、严格、前瞻性的对照研究数据支持，距离标准化规范应用还有很大的距离。此外，糖皮质激素可以治疗急性或亚急性肝衰竭、有重症倾向的药物性肝损伤，但该治疗又可能产生较严重的不良反应，使用糖皮质激素时需进行利弊权衡，此方面仍有较大的挑战。

4.部分患者病情慢性化且常反复发作，目前无有效的治疗方法，严重影响患者的生活质量，是目前面临的一个重要难题，也是迫在眉睫的棘手问题。可喜的是，针对这个临床治疗难题，近期由我国学者邹正升等人牵头制定了规范的糖皮质激素治疗方案，可有效改善肝功能，减少复发率，同时保证最小的副作用。该方案有待进一步在临床推广运用和验证。

5.有慢性肝病基础（病毒性肝炎、代谢相关脂肪性肝病、酒精性肝病、自身免疫性肝病等）的人患了药物性肝损伤，以及肿瘤患者、老年人、儿童等特殊人群患了药物性肝损伤的临床管理尚有待探讨研究。

6.药物性肝损伤的发病机制复杂，个体差异较显著，加之特异质型药物性肝损伤在动物模型上难以复制，目前针对药物性肝损伤的发病机制研究及基础和临床研究较匮乏。应用基因组学、转录组学、蛋白质组学及代谢组学等技术评估药物性肝损伤发病前后及个体之间相关遗传学、免疫学、分子生物学及生物化学事件的变化，对海量信息进行科学的统计处理，探讨药物性肝损伤信号转导及调控模式的特异性上游事件和非特异性下游事件的发生条件及其内在关联，推动药物性肝损伤发病机制的深入研究，并从中筛选具有良好敏感性和特异性的"药物性肝损伤易感性生物标志物"和"药物性肝损伤特异性生物标志物"，以便早期识别对特定药物的潜在易感者、适应者和耐受者，提高药物性肝损伤预测、预警、预防和诊断、评估及预后判断的准确性。

面对药物性肝损伤的诸多挑战，我国学者做了许多建设性工作，包括建立全球第二个药物性肝损伤专业数据库——HepaTox 网站（www.hepatox.org），建立全球首个安全用药信息共享共创网络查询平台、制定全球首部针对单品种中草药的安全用药指南等，有助于医药专业人员和公众对药物性肝损伤的认知，在临床实践和科研中可加以充分运用。相信在未来，通过临床医生、公共卫生部门、药学专家及药监部门的通力合作，以及伴随着公众用药安全意识的提高，我国药物性肝损伤将实现更加精准防控，建立起符合我国国情的药物性肝损伤诊治体系，并为国际药物性肝损伤研究贡献"中国经验"。

要小心这些容易伤肝的药物

一、西药

1. 非甾体类抗炎药：对氨基水杨酸钠、对乙酰氨基酚、布洛芬、吲哚美辛、阿司匹林等。

2. 抗感染药物（含抗结核药物）：利福平、吡嗪酰胺、链霉素、异烟肼、青霉素、苯唑西林、氨苄西林、哌拉西林、阿莫西林、头孢唑林、头孢拉定、头孢氨苄、头孢呋辛、头孢曲松、头孢他啶、阿米卡星、庆大霉素、多西环素、米诺环素、红霉素、阿奇霉素、克拉霉素、磷霉素、复方磺胺甲噁唑、磺胺嘧啶、诺氟沙星、环丙沙星、左氧氟沙星、莫西沙星、甲硝唑、替硝唑、氨苯砜、氟康唑、两性霉素 B、伊曲康唑、阿昔洛韦、更昔洛韦、奥司他韦、恩替卡韦、利巴韦林、氯喹、乙胺嘧啶等。

3. 抗肿瘤药物：环磷酰胺、环孢素、异环磷酰胺、白消安、甲氨蝶呤、巯嘌呤、阿糖胞苷、氟尿嘧啶、吉西他滨、顺铂、奥沙利铂、卡铂、维 A 酸、卡培他滨等。

4. 中枢神经系统用药：奥卡西平、卡马西平、金刚烷胺、苯海索、溴隐亭、苯妥英钠、苯巴比妥、拉莫三嗪、氟哌啶醇、氯氮平、利培酮、喹硫平、氟西汀、多塞平、米氮平、文拉法辛、地西泮、艾司唑仑、唑吡坦、咪达唑仑等。

5. 循环系统用药：胺碘酮、硝普钠、缬沙坦、卡托普利、赖诺普利、依那普利、美西律、阿替洛尔、硝苯地平、地尔硫卓、普萘洛尔、美托洛尔、艾司洛尔、拉贝洛尔、非洛地平、波生坦、阿托伐他汀、瑞舒伐他汀、非诺贝特等。

6. 代谢性疾病用药：胰岛素、二甲双胍、阿卡波糖、利拉鲁肽、瑞格列奈、吡格列酮、西格列汀、利格列汀、甲巯咪唑、丙硫氧嘧啶等。

7. 激素类药物：甲羟孕酮、胰岛素、甘精胰岛素、他莫昔芬、来曲唑、乙烯雌酚、尼尔雌醇等。

8. 生物制剂：英夫利西单抗、曲妥珠单抗、培美曲塞、干扰素 β-1a/1b 等。

二、中药和膳食补充剂

包括抗焦虑、助眠药、改善更年期症状、泻药、减肥、营养保健、功能增强剂、哮喘、驱虫、堕胎，以及治疗胃肠疾病、不孕等与人们生活息息相关的药物。它们的具体成分包括：铁刀木、黑升麻、灌木茶、鼠李、首乌片、灌木叶、紫草、石蚕、白屈菜、美鳞菊、金不换、麻黄、槲寄生、薄荷油、檫木、锯棕榈、番泻叶、黄芩、缬草等。

药物性肝损伤的预防及护理

一、药物性肝损伤的预防

1. 关注药物的肝损伤信息，尽量避免使用引起肝损伤的药物，尤其已经有过肝损伤的患者要着重注意，如果必须使用，一定用最小剂量，并且密切监测肝功能。尤其使用以下药物推荐监测肝功能（每个月不少于 1 次）：别嘌醇、胺碘酮、波生坦、卡马西平、氯硝西泮、环孢素、双氯芬酸、双硫仑、非诺贝特、氟康唑、氟他胺、吉非罗齐、异烟肼、酮康唑、拉贝洛尔、巯嘌呤、甲氨蝶呤、甲基多巴、米氮平、盐酸、呋喃妥因、匹莫林、吡格列酮、利托那韦、罗格列酮、他汀类药物、他莫昔芬、维 A 酸、丙戊酸。

2. 对乙酰氨基酚是生活中常见的解热镇痛药，也是欧美国家引起急性肝衰竭的主要药物。因在多种感冒药中都含有对乙酰氨基酚成分，故不可过量服用。对于饮酒者，每天剂量不可超过 2 ～ 3 g，对于患有慢性肝病（包括肝硬化）者，每天 1 ～ 2 g 相对安全；但肝硬化患者，使用此类非甾体抗炎药（包括对乙酰氨基酚）可能会影响血常规、肾功能，并增加出

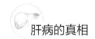

血风险。

3.对于肝硬化患者，以下药物可增加发生药物性肝损伤的风险，需禁用或慎用，如阿法美拉汀、抗结核药物、阿奇霉素、酮康唑、甲氨蝶呤（特别是与来氟米特联用）、吡嗪酰胺、泰利霉素、托伐普坦、曲伐沙星、丙戊酸。

4.基于基因多态性机制，目前已发现一些药物易导致肝损伤的基因，患者如需使用相关药物，如阿莫西林、阿莫西林克拉维酸、氟氯西林、异烟肼、何首乌等，可提前监测是否存在易感基因，但费用相对昂贵，目前尚未在临床上推广。阿巴卡韦是一种治疗艾滋病的药物，使用前需强制监测 *HLA-B*5701* 基因，因为可以筛查出人群中 3% ～ 4% 的风险，可预防这部分人群发生严重的超敏反应。使用何首乌，可监测 *HLA-B*35:01 Allele* 基因。

5.对于明确可引起肝损伤的药物，如抗肿瘤药等。临床医生应严格按照病情需要和药品说明书处方，避免患者超剂量服药，或用药疗程过长，避免多种药物混合、频繁使用；充分注意药物配伍原则和配伍禁忌；加强对患者的健康教育和风险管理，警惕传统中药、天然药、保健品、膳食补充剂等潜在的不良反应（肝毒性等），改变患者的错误观念（认为这些药物安全、天然无毒），警惕民间偏方、验方及有毒植物等的肝毒性；关注中草药（如何首乌、土三七等）对肝脏的损伤，中草药需通过正规途径选购，保证药物从选取到储存、炮制等流程规范。

6.药物性肝损伤的危险因素，如肝、肾功能不全、长期营养不良、饮酒后服药、高龄、妊娠等，如存在这些情况，相对更容易发生药物性肝损伤。

7.了解药物性肝损伤的网站，如 HepaTox 和 LiverTox 等网络互动平台的建立、发展、完善和应用，有助于医药专业人员和患者对药物性肝损伤的认知，在临床实践和科研中可加以充分运用。

二、药物性肝损伤患者的护理

1.注意休息，预防感染。药物性肝损伤患者应注意休息，生活规律，避免熬夜，促进肝脏修复。同时要根据气候温度增减衣服，注意起居及个人卫生，防止感染发生，以免加重肝损伤。

2.调整心态，乐观积极。中医学认为"怒伤肝""思伤脾"。不良的情绪对药物性肝损伤患者的病情影响极大。肝炎患者需保持良好的心理状态，坚定战胜疾病的信心，才有利于疾病的恢复。

3.清淡饮食，注意宜忌。

宜适当摄入：①富含蛋白类的食物，如鱼类、肉类、蛋类、奶类、豆制品等等，可以增强人体的免疫能力，促进肝细胞的再生和修复，对病情的恢复有很大的帮助，但切忌补充过多，造成肝脏负担；②维生素含量高的食物，如新鲜的蔬菜、水果、粗粮、杂粮等，因为当肝脏受损时，会导致维生素的吸收障碍，从而引起维生素 A、B 族维生素、维生素 C 等的缺乏，补充足量的维生素，不仅可以提高人体的免疫力，还有利于肝细胞的修复，增强解毒功能；③菌类食物，如香菇、木耳、蘑菇等，可以增强人体的免疫能力。

禁忌饮食：①饮酒，90% 的酒精要在肝脏内代谢，酒精可以使肝细胞的正常酶系统受到干扰破坏，所以能直接损害肝细胞，使肝细胞坏死；②油腻、过硬、辛辣刺激的饮食。对于病情严重的药物性肝损伤患者来说，由于胃黏膜水肿、小肠绒毛变得粗短、胆汁分泌失调等，消化吸收功能降低，如果多吃油腻、过硬、辛辣刺激的食物，会引起消化不良和腹胀等；③高铜饮食，肝功能不全时，不能很好地调节体内铜的代谢，而铜易于在肝脏内积聚，研究表明，肝病患者的肝脏内铜的储存量是正常人的 5～10 倍，患胆汁性肝硬化者的肝脏内铜的含量是正常人的 60～80 倍。此外，还应注意定时进餐，少食多餐，每餐不宜过饱，以减轻胃肠道及肝脏负担。

4.适当锻炼，增强体质。急性药物性肝损伤患者病情缓解后，可适当进行活动，比如散步、打太极拳等，有利于增强体质，提高免疫力。免疫力逐步增强，对肝脏也能起到保护作用，同时可以增强机体各个系统的功能，对缓解药物性肝损伤患者的临床症状有积极的作用。

5.合理用药，定期复查。药物性肝损伤患者一定不要随便用药，肝病治疗用药也要以精简为主，如需用药必须咨询专业医生，遵医嘱定期复查。

药物性肝炎患者想知道的九件事

一、保健品也会引起药物性肝炎吗？

保健品是保健食品的通俗说法，属于食品的一个种类，具有一般食品的共性，能调节人体的机能，适用于特定人群食用，但不以治疗疾病为目的。随着人们生活水平的不断提高，人们更加重视自身的健康状态，食用保健品的人群也越来越多。那么，食用保健品也会引起药物性肝炎吗？

答案是肯定的。这是因为部分保健品中除了具有保健作用的成分外，还会添加部分辅料，如防腐剂等，这些均要经过肝脏解毒、代谢，长期服用会增加肝脏负担。

保健品不需要像药品那样经过医院临床验证，生产过程中的质量控制要求不像药品那样高，注意事项、不良反应的说明中不会像药品那样严格标注会加重肝脏负担，更多的是描述所谓的"疗效"。肝脏是身体内具有解毒、合成等功能的器官，药物进入体内要经过肝脏转化、代谢，但目前市场上的保健品鱼龙混杂，对于产品中加入的能引起肝损伤的成份或剂量不明确告知，如减肥茶中加入"二甲双胍"，乌发类药品中加入过量"何首乌"等，所以长期服用甚至短期服用都可能加重肝脏负担，引起药物性肝炎。

下面教大家如何选择保健品：保健品不是药品，它只是调理人体生理功能，不能代替药品，不要盲目相信广告宣传的治疗作用；购买保健品时一定选择标有"卫食健字"或"国食健字"批准文号的产品；保健品也有适用人群，有条件的可以咨询健康管理师或营养师；购买保健品前详细阅读产品说明书，尤其关注产品的成分、适应人群、功用、禁忌证等。

二、为什么喝中药、吃感冒药都可以引起药物性肝炎？

有些人生病后首先选择服用中草药，认为中草药属于植物药，纯天然产品，服用了副作用小，但"是药三分毒"，有时服用中药也会引起药物性肝炎。比如，土三七、何首乌、雷公藤等均可能引起肝损伤。另外，中药材种植和炮制等过程中的污染也是增加药物性肝炎发生风险的重要因素。

有些人感冒后都会选择自己买些感冒药服用，因为大部分感冒药都属于"非处方类药物"，药店很容易就能买到，殊不知，有些感冒药也会引起肝损伤。比如，常见的感冒药很多都含有"对乙酰氨基酚"，它是一种非甾体类抗炎药，药物不良反应中明确标明可能会引起肝损伤；另外，布洛芬也是一种非甾体类抗炎药，常用于感冒发热时的退热。有的人喜欢联合应用感冒药和退热药，认为这样感冒会好得更快，结果却加重了肝脏负担，反而造成药物性肝炎。所以大家在服药前一定要遵医嘱服药，如果购买非处方类药物，最好服药前详细咨询医生或药师，明确自己适合服用哪种感冒药，如何服用感冒药等，以减少药物性肝炎的发生风险。

三、到底该怎么吃药，才不引起肝损伤？

全球已知有 1100 多种上市药物具有潜在肝毒性，常见的包括非甾体类抗炎药（NSAIDs）、抗感染药物（含抗结核药物）、抗肿瘤药物、中枢神经系统用药、心血管系统用药、代谢性疾病用药、激素类药物等。

许多药物都可以引起肝损伤，但有些疾病必须服药才能治好，那么，到底该怎么吃药才能既能治好疾病，还能不造成肝损伤呢？

1. 如果服用的药物属于"处方药物"，需要医生开具处方后才可以购买，医生会详细告知药物的功能、用法、禁忌、不良反应、疗程等。

2. 如果服用"非处方药物"，购买前最好咨询药师或医生，明确需要服用哪种药物，自己也要关注药物的功能、用法、禁忌、不良反应、疗程等。特别要谨慎服用含有明确能引起药物性肝炎的成分，如对乙酰氨基酚、何首乌、土三七等，并且减少不必要的联合用药，达到疗效及时停用，避免长期服药增加药物性肝炎的风险。

3. 因为病情需要必须服用会引起肝损伤的药物，如抗结核药、抗真菌药，甚至抗肿瘤的化疗药物。首先，这些均属于处方药，需要医生开具处方，并在医生的指导下才能使用；其次，患者本人需要做的就是按医嘱定期监测肝功能等指标，服药期间注意有无乏力、恶心、厌油等症状，以及小便颜色是否变深，眼睛、皮肤颜色是否发黄等情况，如有不适要随时到医院就诊。

四、得了药物性肝炎，还能吃药吗？

有些人会有这样的困惑，得了药物性肝炎，还能吃药吗？也有些人得了药物性肝炎后十分恐惧，认为自己不能再服用药物了，"一朝被蛇咬，十年怕井绳"，谈"药"色变。对于以上问题，最好还是咨询医生，由医生评估病情后明确是否需要吃药治疗。这是因为，对于轻度的药物性肝炎，患者无明显不适，只是肝功轻度异常，大多数人只要停用引起药物性肝炎的药物，肝功能就可以逐渐恢复，这类患者是不需要吃保肝药的；对于严重的药物性肝炎，需要保肝药物治疗，特别是一部分患者除了有肝脏炎症改变外，还可能会有肝衰竭、腹水等严重并发症，更需要及时治疗。目前治疗及辅助保肝药物包括抗炎、抗氧化、修复和保护肝细胞膜、解毒及利胆药物，能单用有效的尽可能不联合使用。

还有一种情况，就是得了药物性肝炎后也许会患其他疾病，如果其他疾病属于慢性病，可以择期治疗，尽量把药物性肝炎治愈后再治疗其他疾病。如果其他疾病需要同时治疗，需要选择安全性比较高、对肝脏损伤较轻的药物，或选择主要经过肾脏代谢的药物。同时，用药期间需要密切监测肝功能等指标的动态变化。

五、药物性肝炎患者还能喝酒吗？

有的人有长期喝酒的习惯，即使得了药物性肝炎也想喝一点酒，这种做法犹如雪上加霜，会进一步加重药物性肝炎的病情。这是因为酒精主要经过肝脏代谢，进入肝细胞的酒精，在乙醇脱氢酶的作用下转变为乙醛，乙醛对肝细胞有直接毒性作用，过量饮酒就会引起酒精性肝病，在药物已经造成肝损伤的情况下，再加上酒精的因素，必然会进一步加重肝脏的损伤程度。

如何定义饮酒过量，主要以折合的酒精量为标准，酒精量（g）＝饮酒量（mL）× 酒精度（%）×0.8（g/mL），男性每天饮酒折合酒精量 ≥ 40 g、女性每天饮酒折合酒精量 ≥ 20 g，饮酒时间超过 5 年，就会造成肝脏损伤。如果每天饮酒折合酒精量 ≥ 80 g，也易造成肝脏损伤。现在定义的健康生活方式之一就是戒烟限酒，所以在与朋友聚会或家庭就餐等场合中，尽可能避免饮酒，如果确实难以避免，一定先确保药物性肝炎已经治愈，肝功完全恢复正常，并且明确无发展为肝纤维化、肝硬化的风险。如果药物性肝炎已经发展到肝纤维化、肝硬化阶段，那就必须严格戒酒。

六、妊娠期发生肝损伤，应该怎样合理用药?

妊娠期是女性一生中一段特殊的时期，孕妇新陈代谢明显增加，营养消耗增加，使肝脏负担加重，容易发生肝损伤，这一时期的合理用药会在很大程度上促进肝损伤修复、降低胎儿致畸率、母体不良反应发生率。然而妊娠期用药，绝对安全的治疗药物几乎是没有的，应该怎样合理用药呢?

任何药物的应用必须在医生、药师的指导下服用。原则就是根据妊娠期特点，正确选择对胚胎、胎儿无损害，而对孕妇所患疾病最有效的药物，能选择单药治疗的，就避免联合用药；能选择疗效肯定的老药，就避免选择对胎儿影响不确定的新药；能小剂量应用的，就避免大剂量应用。

妊娠期引起肝损伤的疾病包括妊娠期胆汁淤积、急性妊娠期脂肪肝、妊娠剧吐所致肝损害等，也可能出现原有慢性肝病的加重。无论引起肝损伤的因素如何，药物治疗的原则都是去除肝损伤病因、抗炎保肝、对症支持治疗。常用的抗炎、保肝、利胆、抗病毒药物包括：甘草酸制剂、还原型谷胱甘肽、熊去氧胆酸、丁二磺酸腺苷蛋氨酸、替诺福韦等。妊娠期所有药物的应用，都应根据患者的具体情况，在临床医生、药师的严格指导下，权衡治疗利大于弊后慎重给药。

七、为什么有人吃药会肝损伤,有人却不会?

为什么同样的药物,有的人吃了会出现肝损伤,有的人吃了却不会呢?这是因为发生药物性肝炎的危险因素有药物、环境,也有人的因素,所以才会出现上述不同的结果。

药物性肝炎是药物、宿主和环境相互作用的结果。首先是药物因素,药物的化学性质、剂量、疗程,以及药物相互作用常可影响药物性肝炎的潜伏期、临床表型、病程和结局。药物相互作用是临床上药物性肝炎风险增加不容忽视的因素。此外,中药材种植和炮制等过程中的污染也是增加药物性肝炎发生风险的重要因素。其次是宿主因素,包括遗传学因素和非遗传学因素,前者是指不同种族的患者对药物性肝炎的易感性可能存在先天的差异,后者包括年龄、性别、妊娠、基础疾病等因素。最后是环境因素,例如饮酒、食物等,酒精可以直接影响某些药物在体内的代谢、转化,酒精也能引起肝功能损伤,进而影响肝脏对药物的代谢功能等,进而诱发或促进不良反应的发生。此外,一些食物也可以引起某些潜在肝毒性药物在血液中的浓度增加,从而导致药物性肝炎。

药物性肝炎发病机制复杂,往往是多种机制先后或共同作用的结果,迄今尚未充分阐明。通常可概括为药物的直接肝毒性和特异质性肝毒性作用。药物在启动肝损伤的同时也将激发恢复性组织修复。肝损伤启动后,若恢复性组织修复缺乏则损伤迅速进展,若恢复性组织修复及时且充分则能限制和逆转肝损伤。

以上就是有些人会发生药物性肝炎，而有些人不会发生药物性肝炎；发生药物性肝炎后，有的人肝损伤严重，有的人肝损伤轻微的原因。

八、药物性肝炎可以治好吗？

药物性肝炎是最常见和最严重的药物不良反应之一，急性药物性肝炎患者大多预后良好，极少数可致急性肝衰竭（ALF）或者亚急性肝衰竭（SLF），甚至死亡。慢性药物性肝炎的预后总体上好于组织学类型相似的非药物性慢性肝损伤，少数患者病情迁延，最终可出现严重的肝内胆管消失及胆汁淤积性肝硬化，预后不良。

及时停用可疑的肝损伤药物是最为重要的药物性肝炎治疗措施。药物性肝炎诊断后立即停药，约95%的患者可自行改善，甚至痊愈；6%～20%可发展为慢性，极少数进展为ALF、SLF。不同类型的药物性肝炎，恢复时间也不同，胆汁淤积型药物性肝炎一般在停药3个月～3年恢复。

由于机体对药物性肝炎毒性的普遍适应性，肝功能的暂时性波动很常见，真正进展为严重的药物性肝炎和ALF、SLF的情况相对少见，所以多数情况下，肝功能轻度异常而无症状者并非是立即停药的指征，但是出现肝脏明显受损的情况时，若继续用药则有诱发ALF、SLF的危险。因此，发生药物性肝炎时，对于肝损伤药物是需要停用、减量，还是调整，均应在临床医生或药师的严格指导、密切监测下进行。

九、药物性肝炎跟自身免疫性肝炎一样吗？

药物性肝炎与自身免疫性肝炎（AIH）是两种不同的疾病，但是两种疾病的发生均有异常免疫应答的参与。从临床表现上，两者都可表现为肝功能异常，自身抗体阳性；从病理改变上也有很多共同点，在诊断上存在着灰区，在鉴别诊断上仍有一定难度。

药物性肝炎是指由各类处方或非处方的化学药物、生物制剂、传统中药、天然药、保健品、膳食补充剂及其代谢产物，甚至辅料等所诱发的肝损伤。患者常有明确服药史。

急性药物性肝炎患者多数可无明显症状，仅有肝功能异常表现，部分患者可有乏力、食欲减退、厌油、肝区胀痛及上腹不适等消化道症状；淤胆明显者可有全身皮肤黄染、大便颜色变浅和瘙痒等，少数患者可有发热、皮疹、嗜酸性粒细胞增多，甚至关节酸痛等过敏表现，还可能伴有其他肝外器官损伤的表现；病情严重者可出现急性肝衰竭或亚急性肝衰竭。

慢性药物性肝炎在临床上可表现为慢性肝炎、肝纤维化、代偿性和失代偿性肝硬化、自身免疫性肝炎样药物性肝炎、慢性肝内胆汁淤积和胆管消失综合征等。少数患者还可出现肝窦阻塞综合征（HSOS）或肝小静脉闭塞病（HVOD）及肝脏肿瘤等，

HSOS 或 HVOD 可呈急性，并有腹水、黄疸、肝肿大等表现。

自身免疫性肝炎是一种由针对肝细胞的自身免疫反应所介导的肝脏实质炎症，以血清自身抗体阳性、高免疫球蛋白G（IgG）和 / 或 γ – 球蛋白血症、肝组织学上存在界面性肝炎为特点，如不治疗常可导致肝硬化、肝衰竭。自身免疫性肝炎的临床表现多样，一般表现为慢性、隐匿起病，如乏力、口干等表现，但也可表现为急性发作，甚至引起急性肝衰竭，如突然出现小便深黄、乏力加重、食欲减退，甚至出现眼睛、皮肤发黄。

大多药物性肝炎与自身免疫性肝炎可根据病史、症状、辅助化验结果鉴别诊断，少数药物性肝炎患者因临床表现与经典自身免疫性肝炎相似，亦可出现相关自身抗体阳性，临床较难与经典自身免疫性肝炎鉴别。下列三种情况需特别注意。

1. 在自身免疫性肝炎基础上出现药物性肝炎。

2. 药物诱导的自身免疫性肝炎。

3. 伴有自身免疫特征的自身免疫性肝炎样药物性肝炎。

肝组织学也是鉴别自身免疫性肝炎样药物性肝炎和经典自身免疫性肝炎的主要手段之一，必要时可行肝脏穿刺进一步了解病因。

第六章

轻重不一的病毒性肝炎

我国病毒性肝炎情况

病毒性肝炎指的是由甲型肝炎、乙型肝炎、丙型肝炎、丁型肝炎和戊型肝炎病毒感染所引起的、以肝损害为主要表现的传染病。

随着甲型肝炎疫苗于 2009 年纳入国家免疫规划，甲型肝炎发病数量明显下降，大约每年新发患者 2 万例左右，呈散发状态。

乙型肝炎是我国病毒性肝炎中感染人数最多的一种，因母婴传播常见家庭聚集现象，男性高于女性，婴幼儿感染多见，地区呈现乡村高于城市，南方高于北方，西部高于东部的态势。但随着乙型肝炎疫苗的免疫规划接种，婴幼儿感染率显著下降。据估计，目前我国慢性感染者约 7000 万例，其中慢性乙型肝炎患者 2000 万～3000 万例。

丙型肝炎病毒于二十世纪八十年代末才得以鉴定和确认，从我国 1993 年开始对献血人员筛查丙型肝炎抗体，2015 年开始对丙型肝炎抗体阴性献血人员筛查丙型肝炎病毒 RNA 以后，通过输血和血制品传播的方式得到明显控制。据流行病学调查及推算，我国丙型肝炎病毒感染者大约 1000 万例，丙型肝炎患者人数居全球首位，农村地区流行率较高，男女无明显差异。

丁型肝炎病毒是一种缺陷病毒，其复制、表达及引起肝损害需有乙型肝炎病毒的辅佐，在我国的乙型肝炎病毒携带者中，丁型肝炎病毒的检出率平均 1.5%，我国是世界上丁型肝炎病毒的低感染区。

戊型肝炎一般呈现散发，每年报告的发病率大概为 2.05/10 万。

总之，我国新发的病毒性肝炎逐渐减少，但慢性病毒性肝炎患者数量还较大，疾病负担仍然比较严重。

分清病毒性肝炎"五兄弟"

引起病毒性肝炎的"五兄弟"就是甲型肝炎病毒、乙型肝炎病毒、丙型肝炎病毒、丁型肝炎病毒和戊型肝炎病毒。其中，甲型肝炎病毒、戊型肝炎病毒主要通过消化道传播，一般引起的是急性肝炎，如果恢复了，后续基本没有问题。但乙型肝炎病毒、丙型肝炎病毒、丁型肝炎病毒感染主要通过血液、体液等非消化道传播的方式，多导致慢性肝炎，甚至引起肝硬化或肝癌，危害更大。

一、"五兄弟"的传播途径

甲型肝炎病毒、戊型肝炎病毒感染主要通过消化道传播，也称粪—口传播。能够排出病毒的患者或者隐性感染者是重要的传染源。粪便排毒期在起病前2周就可以开始，以发病前5天至发病后1周最强，少数患者可延长至病后30天。如果粪便中的病毒污染了食物，就会造成进食的其他人感染甚至发病，如果大量的病毒污染了水源，就可能造成暴发流行。1988年，在上海发生了甲型肝炎的暴发大流行，短短5个月内，上海市有 150 万人感染，30 万人发病，死亡 31 人。这次疫情就是因为在上海港口建设时挖掘出大量的野生毛蚶，因当时人们的生活习惯、粪便管理问题，造成了毛蚶被含有甲型肝炎病毒的粪便水源污染。上海市民短时、简单的烹饪方式，虽然保证了肉质的鲜嫩，但没有做到高温灭毒，从而引起甲型肝炎病毒在上海的大肆传播。因此，强调粪便管理、饭前便后要洗手、不吃生食等是非常重要的。

乙型肝炎、丙型肝炎、丁型肝炎病毒感染主要通过血液传播、性传播、母婴传播等非消化道的传播方式，其中乙型肝炎病毒在我国实施新生儿乙型肝炎疫苗免疫规划前以母婴传播为主。目前，这三种病毒的主要传播方式是：①血液传播：如输血及血制品、多人共用被污染的注射器针刺（如静脉吸毒）、拔牙、手术、血液透析、器官移植等；②性传播：精液、阴道分泌物中含有病毒，无防护的性接触，特别是有多个性伴侣者、男男同性性行为者感染肝炎病毒的危险性增高；③其他方式：如修足、文身、医务人员工作意外暴露、共用剃刀和牙刷等亦可传播。

需要注意的是，我国自 1993 年开始加强血源管理后，丙型肝炎病毒通过输血和血制品传播的方式已得到明显控制。目前就诊的患者中，大多有 1993 年以前接受输血或单采血浆回输血细胞的历史，如果有以上经历的人建议到医院去筛查丙型肝炎抗体，以达到早期发现早期治疗的目的。

重要的是，乙型肝炎病毒、丙型肝炎病毒、丁型肝炎病毒是不经呼吸道和消化道传播的。因此，日常学习、工作或生活接触，如握手、拥抱，以及在同一办公室、住同一宿舍、同一餐厅用餐、共用厕所等无血液暴露的接触是不会传染的。流行病学和实验研究也未发现病毒可以经吸血昆虫（蚊子和臭虫等）传播。

确诊病毒性肝炎不难

建议怀疑有肝炎病毒感染的人到医院进行初筛，需要进行肝功能、肝炎病毒的血清学检查，比如甲型肝炎、丙型肝炎、丁型肝炎、戊型肝炎抗体和乙肝五项等检查，以早期筛查是否有感染。

如果是慢性病毒性肝炎患者，建议定期到医院复查血常规、肝功能、肝脏彩超、肝弹性等，必要时行 CT 或核磁检查以明确是否有肝脏占位，并根据感染的病毒类型复查相关病毒含量，以明确是否需要进行抗病毒治疗及观察抗病毒治疗的疗效。

那么，化验单的哪些指标提示患有病毒性肝炎？

1. 如果甲型肝炎抗体（抗 HAV IgM）阳性，可能有近期甲型肝炎病毒感染。

2. 如果想要明确有无乙型肝炎病毒感染，需要化验乙肝五项，包括乙型肝炎表面抗原（HBsAg）、乙型肝炎表面抗体（抗 -HBs）、乙型肝炎 e 抗原（HBeAg）、乙型肝炎 e 抗体（抗 -HBe）、乙型肝炎核心抗体（抗 -HBc）。只要 HBsAg 阳性，就是常说的"澳抗"阳性，即代表有乙型肝炎病毒现症感染。

如果 HBsAg、HBeAg、抗 –HBc 阳性，就是俗称的"大三阳"，如果 HBsAg、HBeAb、抗 –HBc 阳性，就是俗称的"小三阳"。如果需要明确患者体内乙型肝炎病毒量，要进行 HBV–DNA 定量检测，HBV–DNA 是乙型肝炎病毒感染最直接、特异性强和灵敏性高的指标，HBV–DNA 阳性，提示乙型肝炎病毒复制，并有传染性。HBV–DNA 指数越高，表示病毒复制越活跃，传染性越强。

3. 如果感染丙型肝炎病毒后会产生丙型肝炎抗体（抗 –HCV），如果抗 –HCV 阳性，即考虑曾有丙型肝炎病毒感染。接下来需要明确患者体内丙型肝炎病毒数量，需要进行 HCV–RNA 定量检测，HCV–RNA 是丙型肝炎病毒感染最直接的指标，HCV–RNA 阳性，提示丙型肝炎病毒复制并有传染性，需要进行抗病毒治疗。如果只有抗 –HCV 阳性，但多次复查 HCV–RNA 均为阴性，可能是既往感染或者已经治愈。

4. 只有在乙型肝炎病毒感染基础上才能有丁型肝炎病毒感染，所以如果有乙型肝炎，还要注意检查是否同时合并有丁型肝炎的情况，需要进行丁型肝炎抗体及抗原的检测。

5. 如果近期感染戊型肝炎病毒，会产生抗 HEV–IgM 及抗 HEV–IgG 抗体。

不同类型的病毒性肝炎对人体的伤害

人体感染甲型肝炎或戊型肝炎病毒后一般呈急性过程，也就是说不容易慢性化。在这个急性过程中，有些患者呈现"隐性感染"，就是没有任何不舒服的表现，如果不去医院化验检查根本就不知道自己感染了肝炎病毒。但有些患者就会出现明显的临床症状，比如恶心、乏力、厌食、胃区不适等等，严重的可能会出现尿黄、皮肤巩膜黄染表现。大多数患者经过休息、保肝治疗就会逐渐好转直至痊愈。但一些老年人、孕妇或者既往有慢性肝脏疾病基础的患者，如果感染，尤其是感染了戊型肝炎病毒后，可能病情较重，甚至会出现肝功能衰竭。所以，如果近期接触过甲型肝炎或戊型肝炎病毒感染的患者，或者有不洁饮食史，并且出现不舒服的表现，应及时到医院化验检查。

乙型肝炎、丙型肝炎、丁型肝炎病毒感染容易引起慢性化，也叫"慢性病毒性肝炎"。患者虽然肝脏有炎症，但往往并没有明显的不适症状，如果不到医院检查并不能被发现，所以很容易被忽视，也就不能尽早地接受抗病毒治疗，阻止病情进展，结果等发展到肝硬化甚至肝癌，悔之晚矣。因此，如果有乙型肝炎家族史或者输血史、不洁注射史、高危性行为等情况，需要到医院接受相关检查，以利于早期发现。

全面预防病毒性肝炎措施

病毒性肝炎是重要的公共卫生问题。在我国，病毒性肝炎属于法定的乙类传染病，目前已证实的能够引起疾病传播的肝炎病毒有五种，分别引起甲型病毒性肝炎、乙型病毒性肝炎、丙型病毒性肝炎、丁型病毒性肝炎和戊型病毒性肝炎。

病毒性肝炎近年来一直居于年度报告法定传染病发病率的首位，严重危害人民群众身体健康，预防病毒性肝炎要按照控制传染源、切断传播途径和保护易感人群的传染病防控要求，实施预防为主、防治结合的综合防控策略。

一、控制传染源

甲型肝炎、戊型肝炎经消化道传播，预防以切断粪—口途径传播为主。注意饮食、加强水源和粪便管理，改善供水条件；养成良好的个人卫生习惯，饭前便后洗手，不吃生食，接种疫苗，以及不饮用生水，可有效预防甲型肝炎和戊型肝炎。

首次确定的乙型肝炎表面抗原阳性者，其家庭成员应进行乙型肝炎五项检验，以达到早期诊断，早期治疗，降低疾病危害的目的。

二、切断传播途径

乙型肝炎、丙型肝炎和丁型肝炎主要经血液、母婴和性传播；甲型肝炎、戊型肝炎经消化道传播。接吻、拥抱、喷嚏飞沫、共同就餐、饮水、共用餐具和水杯、自身无皮肤破损及其他无血液暴露的接触一般不传播乙型肝炎和丙型肝炎病毒。

（一）切断乙型肝炎、丙型肝炎的医源性感染

患者应到正规医院接受诊疗；医生应避免因接受血液透析、口腔诊疗及有创和侵入性诊疗等医疗活动造成患者医源性感染。

（二）切断乙型肝炎病毒和丙型肝炎病毒的血液传播

公共健康教育方面，相关机构应加大宣传动员力度，鼓励无偿献血，到有资质和消毒隔离制度规范的血站、单采血浆站献血；高危人群（家庭成员中有乙型肝炎病毒携带者、医务人员、血液透析患者、肿瘤患者、血液制品公司的工作人员、同性恋者、性工作者和吸毒者等）避免献血，感染者禁止献血。慢性乙型肝炎病毒感染者应避免与他人共用牙具、剃须刀、注射器及取血针等，禁止献血、捐献器官和捐献精子等，并定期

接受医学随访。

（三）阻断乙型肝炎母婴传播

感染乙型肝炎病毒的孕妇要到有条件的专科医院进行诊治和分娩，通过针对孕妇的抗病毒治疗降低病毒载量，新生儿接种乙型肝炎疫苗及注射乙型肝炎免疫球蛋白等，可有效避免母婴垂直传播。乙型肝炎病毒表面抗原阳性的产妇及其新生儿，要接受定期随访。

（四）切断经饮食饮水传播甲型肝炎和戊型肝炎

保持环境卫生整洁，加强水源和粪便管理，加强饮用水卫生监测，从源头上控制病毒性肝炎经饮食饮水传播的风险因素。养成良好的个人卫生习惯，饭前便后洗手，不饮生水、不吃生食；从正规渠道采购食品，不到无相关健康和卫生资质的餐饮环境就餐。

（五）重点人群防控

重点人群，如职业暴露人员、存在经皮肤暴露血液风险的人群、存在性暴露感染风险的人群及乙型肝炎病毒感染患者的家属等要减少危险行为，定期监测；安全注射，如取血针和针灸针等针具及时消毒和替换；在宾馆、美容美发等公共场所接受服务时，注意从业人员健康情况及所使用的理发、刮脸、修脚、穿刺和文身用品卫生消毒情况；家庭成员 HBsAg 阳性时，其家庭成员或性伴侣应尽早接种乙型肝炎疫苗；若性伴侣为丙型肝炎者，以及男男同性和有多个性伴侣者应定期检查，加强管理；建议丙型肝炎感染者性生活时使用安全套。

三、保护易感人群

保护易感人群最有效的措施是接种疫苗，通过大规模免疫接种和补种疫苗，把预防的关口前移，从源头上遏制病毒感染。

（一）婴幼儿和儿童

①乙型肝炎疫苗：其已列入新生儿计划免疫，免费接种。全程需接种 3 针，按照 0、1、6 个月的程序，即出生接种第 1 针疫苗后，在第 1 个月和第 6 个月时注射第 2 针和第 3 针。

②甲型肝炎疫苗：对 18 月龄儿童给予免费接种。

（二）成人

①乙型肝炎疫苗：乙型肝炎病毒感染高风险人员（医务人员、经常接触或暴露血液人员、托幼机构工作人员、器官移植患者、经常接受输血或血液制品者、免疫功能低下者、职业易发生外伤者、乙型肝炎病毒表面抗原阳性者家庭成员、多性伴侣者等）应接种乙型肝炎疫苗。

②甲型肝炎疫苗：食品生产经营从业人员、托幼机构工作

人员等集体生活人员易传播甲型肝炎病毒，应接种甲型肝炎疫苗。

③戊型肝炎疫苗：其高流行区可根据疫情防控需要，按照知情自愿原则开展戊型肝炎疫苗接种工作。

（三）意外暴露于乙型肝炎病毒者

可在伤口周围轻轻挤压，排出伤口中的血液，再对伤口用 0.9% 生理盐水溶液冲洗，然后用消毒液处理。应立即检测 HBV-DNA、HBsAg，3～6 个月后复查。如接种过乙型肝炎疫苗，且已知乙型肝炎表面抗体（抗 -HBs）阳性（抗 -HBs ≥ 10 mIU/mL）者，可不进行处理。如未接种过乙型肝炎病毒疫苗，或虽接种过，但抗 -HBs < 10 mIU/mL 或抗 -HBs 水平不详者，应立即注射乙肝免疫球蛋白（HBIG），同时在不同部位接种 1 针乙型肝炎疫苗，于 1 个月和 6 个月后分别接种第 2 针和第 3 针乙型肝炎疫苗。目前尚缺乏有效的预防丙型肝炎的疫苗。

急性期肝炎与慢性期肝炎的治疗方法

一、急性期肝炎的治疗

急性期肝炎有乏力、低热、倦怠、皮肤黄染、皮肤瘙痒等全身症状，并伴有食欲减退、恶心、呕吐、厌油、腹胀、腹泻等消化道症状，部分患者出现肝区疼痛、尿色加深、粪色变浅。治疗通常以支持治疗、病因治疗、对症治疗为主。甲型肝炎病毒、戊型肝炎病毒引起的急性肝炎，大都可以自愈，急性重型黄疸性肝炎建议尽早住院治疗，多以支持、对症治疗为主。

支持治疗：多休息，必要时卧床休息；饮食应清淡易消化、营养、卫生，适当补充高蛋白、富含维生素的饮食，必要时静脉输白蛋白、血浆等，少量多餐，满足身体能量需要（ 30 ～ 35 Kcal/Kg.d ），提高身体的抗病能力，有助于病情的缓解。

对症保肝治疗：肝区疼痛不适、大小便颜色异常、皮肤黄染、瘙痒等表现，多因肝细胞受损、肿胀，导致肝功能异常，可给予保肝、降酶、利胆的药物等，以缓解病情。

急性肝炎还可由乙、丙、丁型病毒感染、酒精、药物、毒物、自身免疫因素导致，还需要针对病因的治疗。由病毒导致的肝损伤可给予抗病毒治疗。酒精、药物等因素所致者应严格戒酒，脱离药物、毒物接触以及调节免疫（使用糖皮质激素及免疫抑制剂）等，可从根本上解除对肝脏的继续损害。

二、慢性期肝炎的治疗

慢性期肝炎起病隐匿，病程时间超过 6 个月，我国慢性期肝炎多见慢性乙型病毒性肝炎、慢性丙型病毒性肝炎。慢性期肝炎的治疗目标：防止疾病向肝硬化、失代偿期肝硬化、终末期肝病、原发性肝癌及死亡发展，改善患者的生存质量及延长生存时间，治疗除抗病毒外，还需结合一般治疗和对症治疗。

（一）一般治疗

戒酒、戒烟、保持良好的生活习惯、合理饮食、适当活动、适度控制体重、调整好心情。

避免肝损伤：合理使用药物，慎用肝毒性药物（苯他西泮、甲氨蝶呤、胺碘酮、异烟肼、非甾体类抗炎药、他汀类、酮康唑等）。如果患者因其他疾病必须应用上述肝毒性药物，需在专科医生指导下用药，详细了解药物作用及代谢途径，并加强监测。避免盲目使用草药制品及膳食补充剂。

降低肝癌发生率：避免进食被黄曲霉菌污染的食物，如花生、玉米、大米、小麦、豆类、坚果类、肉类、干制食品和发酵食品（如豆豉、酱油等）。

（二）对症治疗

抗炎、抗氧化、保肝（甘草酸制剂、水飞蓟素制剂、多不饱和卵磷脂制剂和双环醇等）、抗纤维化（复方鳖甲软肝片、扶正化瘀胶囊、安络化纤丸等）、调节免疫（糖皮质激素及免疫抑制剂）治疗，以及防治其他并发症（如腹水、消化道出血、肝性脑病、肝肾综合征等的发生）。

最根本的治疗方法：抗病毒治疗

甲型、戊型肝炎病毒感染多导致急性病毒性肝炎，一般多可自愈，无须抗病毒药物治疗。丁型肝炎病毒的表达和致病需要乙型肝炎病毒存在，因此，丁型肝炎病毒感染仅发生在存在乙型肝炎病毒感染（共感染或重叠感染）的患者中，且较为少见。高剂量干扰素 α（9 MU，3 次 / 周）以及聚乙二醇干扰素 α，疗程 1 年，在治疗慢性丁型肝炎中有一定作用。乙型、丙型肝炎病毒感染后可迁延为慢性病毒性肝炎，在我国较为常见，本文主要就乙型肝炎、丙型肝炎的抗病毒治疗做简要介绍。

一、慢性乙型肝炎

抗病毒药物有干扰素（IFN 及 peg-IFN-α）和核苷（酸）类药物，主要包括恩替卡韦、富马酸替诺福韦酯、富马酸丙酚替诺福韦、阿德福韦酯、拉米夫定、替比夫定。通过抗病毒治疗，达到持续抑制血清 HBV-DNA，防止病情进一步进展至肝硬化或肝癌。

我国 2019 年《慢性乙型肝炎防治指南》。推荐对于以下患者给予抗病毒治疗。

1. 血清 HBV–DNA 阳性的慢性感染者，若其肝功能指标（如转氨酶、胆红素等）持续异常且排除其他原因者。

2. 存在肝硬化的客观依据，不论和乙型肝炎 e 抗原状态，只要可检测到 HBV–DNA 者。

3. 失代偿期肝硬化患者，HBsAg 阳性，无论 HBV–DNA 如何均应抗病毒治疗；血清 HBV–DNA 阳性、ALT 正常患者，如有以下情形之一：①肝组织学显示明显的肝脏炎症（≥ G2）或纤维化（≥ S2）；②转氨酶指标持续正常（每 3 个月检查 1 次，持续 12 个月），但有肝硬化 / 肝癌家族史且年龄＞ 30 岁；③转氨酶指标持续正常（每 3 个月检查 1 次，持续 12 个月），无肝硬化 / 肝癌家族史但年龄＞ 30 岁，建议进行肝纤维化无创诊断技术检查或肝组织学检查，病理组织提示存在明显肝脏炎症或纤维化者；④有乙型肝炎相关的肝外表现（肾小球肾炎、血管炎、结节性多动脉炎、周围神经病变等）。

（一）核苷（酸）类药物（NAs）

核苷（酸）类药物总体安全性和耐受性良好，但在临床应用中确实有少见或罕见严重不良反应的发生，如肾功能不全（服用阿德福韦酯或富马酸替诺福韦酯）、低磷性骨病（服用阿德福韦酯或富马酸替诺福韦酯）、肌炎或横纹肌溶解（服用替比夫定或拉米夫定）、乳酸酸中毒等（服用恩替卡韦或替比夫定）。治疗中定期检测 HBV-DNA，根据病情需要及时调整抗病毒方案。

核苷（酸）类药物应长期使用，在治疗过程中应根据病情需要，每 3～6 个月复查血生化、病毒学及血清学指标。对于治疗前 HBeAg 阳性的患者，治疗 1 年后若 HBV-DNA 低于检测下限、转氨酶恢复正常和 HBeAg 血清学转换后，再巩固治疗至少 3 年（每隔 6 个月行相关复查 1 次）仍保持不变，可考虑停药。但停药后仍有复发风险，延长疗程可减少复发。对于治疗前 HBeAg 阴性的患者，建议治疗至 HBsAg 消失且 HBV-DNA 检测不到后停药随访。

目前，各国指南均推荐初始治疗的患者使用强效、低耐药的药物作为慢性乙型肝炎的一线抗病毒药物，包括恩替卡韦、富马酸替诺福韦酯和富马酸丙酚替诺福韦。其余药物不建议作为首选用药。核苷（酸）类药物的主要优点在于强效、副作用小、口服给药安全，对不同年龄患者均有效，适用于肝硬化。其缺点在于 HBeAg 和 HBsAg 血清转换率较干扰素低，需要长期用药，且有出现耐药的风险。

对于儿童、肾功能损伤等患者的用药，应参考药物说明书进行计量调整。如出现对核苷（酸）类药物耐药时，可换用或联用其他核苷（酸）类药物进行挽救治疗，在换药前应进行耐药检测，以明确耐药位点，具体方案如表 1 所示。

表 1　核苷（酸）类似物耐药挽救治疗

耐药种类	推荐药物
拉米夫定或替比夫定耐药	换用富马酸替诺福韦酯或富马酸丙酚替诺福韦
阿德福韦酯耐药，之前未使用拉米夫定或替比夫定	换用恩替卡韦、富马酸替诺福韦酯或富马酸丙酚替诺福韦
阿德福韦酯耐药，且对拉米夫定和 / 或替比夫定耐药	换用富马酸替诺福韦酯或富马酸丙酚替诺福韦
恩替卡韦耐药	换用富马酸替诺福韦酯或富马酸丙酚替诺福韦
恩替卡韦和阿德福韦酯耐药	恩替卡韦联用富马酸替诺福韦酯或恩替卡韦联用富马酸丙酚替诺福韦

（二）干扰素

目前临床主要以应用 Peg-IFN-α 为主。治疗剂量为 180 ug/ 周，皮下注射。其优点在于疗程固定、无耐药、HbeAg 阳性患者中，治疗 48 周后 HBeAg 血清转换率高达 32%；6% 的患者可出现 HBsAg 的清除。缺点在于不良反应多，需采用皮下注射。有效患者疗程共 48 周，可以根据病情需要延长疗程，但不宜超过 96 周。

在采用 Peg-IFN-α 治疗前，应评估患者的全身情况，对于存在妊娠或短期内有妊娠计划，或有精神病史、未能控制的癫痫、失代偿期肝硬化、未控制的自身免疫病、严重感染、视网膜疾病、心力衰竭、慢性阻塞性肺病等患者不应使用。存在甲状腺疾病，既往患过抑郁症，目前有未控制的糖尿病、高血压、心脏病，是使用 peg-IFN 的相对禁忌证。

Peg-IFN 的主要不良反应有流感样症状、骨髓抑制、精神异常、诱发自身免疫性疾病等，在使用过程中应遵照医生建议定期复查相关指标。

（三）联合治疗

目前有报道表明，核苷（酸）类药物联合 peg-IFN 治疗可提高 HBeAg 转换为抗 HBe（即"大三阳"转换为"小三阳"）的概率。对于治疗前 HBsAg 低水平（<1500 IU/mL）及治疗中 HBsAg 快速下降的优势人群，可使部分患者获得 HBsAg 阴转。

二、慢性丙型肝炎

对于所有 HCV-RNA 阳性的患者，只要有治疗意愿，无治疗禁忌证，均应接受抗病毒治疗。对于慢性丙型病毒性肝炎的抗病毒治疗方案有 peg-IFN 联合利巴韦林或直接抗病毒药物（DAAs）。由于 peg-IFN 联合利巴韦林治疗病毒应答率低、不良反应多，疗程长；而直接抗病毒药物应答率高、不良反应较少，疗程短，因此，目前抗病毒方案主要以无干扰素的直接抗病毒药物治疗为主。

（一）直接抗病毒药物（DAAs）的分类

根据作用靶位的不同可以分为以下几类：

1. NS3/4 A 蛋白酶抑制剂：格卡瑞韦、阿苏瑞韦、伏西瑞韦等。

2. NS5 A 抑制剂：来迪派韦、艾尔巴韦、维帕他韦、达拉他韦、哌仑他韦等。

3. NS5 b 聚合酶抑制剂：索磷布韦、达塞布韦等。

（二）抗病毒治疗方案

在抗病毒治疗前，应进行 *HCV-RNA* 基因分型，并对患者病情进行评估。临床上需要根据患者丙型肝炎病毒基因分型、是否存在肝硬化失代偿、肝功能分级，以及是初治（从未接受 HCV 感染治疗）还是经治（即曾经接受 peg-IFN 联合 / 不联合利巴韦林、索磷布韦联合利巴韦林）来选择不同的药物，在专科医生指导下接受规范的抗病毒治疗。

目前，上市的抗丙型肝炎病毒药物多为复合制剂，对于初治和经治的无肝硬化或者代偿期肝硬化患者，索磷布韦 / 雷迪帕韦可用于基因 *1 a*、*1 b*、*4.5.6* 型患者，格卡瑞韦 / 哌仑他韦、格卡瑞韦 / 艾尔巴韦基因 *1 a*、*1 b*、*4* 型患者、奥贝他韦 / 帕利瑞韦、利托那韦 / 达塞布韦可用于基因 *1 b* 型患者。随着直接抗病毒药物的不断研发，目前已有作用于全基因型（即基因 1 ～ 6 型）的 DAAs 方案，抗病毒疗效、安全性和耐受性均良好，应用简单。因此，在无法进行基因分型时，可推荐使用，包括索磷布韦 / 维帕他韦、格卡瑞韦 / 哌仑他韦以及索磷布韦 / 维帕他韦 / 伏西瑞韦，因为两种药物的联合已能取得很好的抗病毒疗效，因此，索磷布韦 / 维帕他韦 / 伏西瑞韦三联用药通常不常规使用，多用于耐药患者的治疗。

对于失代偿期肝硬化患者，抗病毒治疗方案中不应使用含有蛋白酶抑制剂的药物。抗病毒疗程取决于病情的严重程度、病毒基因分型及抗病毒方案，对于无肝硬化或代偿期肝硬化患者通常为 8 ～ 12 周，失代偿期肝硬化患者通常为 24 周。对于难治性患者，在无禁忌证的情况下，可联合利巴韦林。

在抗病毒治疗过程中应监测疗效及安全性，在治疗第 4 周、第 12 周、治疗结束时，以及治疗结束后 12 周、24 周要检测 HCV-RNA，应采用灵敏度高的实时定量 PCR 试剂。对于肝硬化的患者，即使已获得病毒的长期清除，也需定期复查，警惕肝癌的发生。此外，需注意用于治疗其他疾病的药物与抗病毒药物之间的相互作用。

对于孕产妇、儿童、合并有肾脏等其他器官损伤的患者，应在专科医生指导下用药，并密切监测病情变化。

重要途径：免疫调节剂的应用

慢性乙型病毒性肝炎治疗的最终目标是最大限度地长期抑制 HBV 复制，减轻肝细胞炎症坏死及肝脏纤维组织增生，改善患者生命质量，延长生存时间。抗病毒是最根本的治疗方法，但仅靠单一的作用机制难以实现。因此，多靶点、多途径、多药物联合使用将成为乙型肝炎治疗的重要途径。

目前，批准的慢性乙型肝炎抗病毒药物包括直接作用于病毒复制周期不同靶点的核苷（酸）类似物（如恩替卡韦、替诺福韦）及免疫调节剂（如聚乙二醇干扰素）。核苷（酸）类似物可以在不杀灭感染细胞的情况下抑制病毒复制；免疫调节剂是调节细胞免疫和体液免疫功能的制剂，通过纠正免疫耐受、增强免疫功能、恢复有效抗病毒应答，彻底清除 HBV 及其感染的肝细胞。二者联合使用，可以从多方面提高乙型肝炎的治疗效果，使治愈成为可能。目前临床用于抗 HBV 治疗的免疫调节剂主要包括干扰素、治疗性乙型肝炎疫苗及胸腺素，此外还包括处于临床研究阶段的多种免疫调节剂，包括维甲酸诱导基因 1 （*rig*-1）激动剂、Toll 样受体 7 （TLF-7）激动剂、免疫检查点抑制剂等。

一、干扰素

聚乙二醇干扰素（Pe-IFN-a）和干扰素 -a 被批准用于治疗慢性乙型病毒性肝炎已多年。从最初的单药治疗到目前与恩替卡韦等核苷（酸）类似物的联合用药，国内外相关研究已积累了大量临床经验，不同版本的《慢性乙型病毒性肝炎指南》中也有相应推荐。目前专业人士认为，核苷（酸）类似物和聚乙二醇干扰素两类药物联合治疗是现阶段最可能实现临床治愈（持续病毒学应答且 HBsAg 阴转或伴有抗 -HBs 阳转、ALT 正常、肝组织病变轻微或无病变）的有前景的治疗策略。

目前，核苷（酸）类似物和聚乙二醇干扰素联合治疗方式主要包括初始联合治疗策略和序贯联合治疗策略，后者包括"换用"策略 [核苷（酸）类似物换用聚乙二醇干扰素] 和"加用"策略 [核苷（酸）类似物加用聚乙二醇干扰素]。

多项研究显示，对于长期接受核苷（酸）类似物治疗获得病毒学应答（治疗过程中，血清 HBV-DNA 低于检测下限）的患者，换用聚乙二醇干扰素可实现持续 HBsAg 阴转并有助于核苷（酸）类似物安全停药；"加用"治疗策略与继续核苷（酸）类似物单药治疗相比在 HBsAg 下降或清除方面显示出更好的疗效。但根据现有的相关研究难以明确最佳的联合治疗策略。药物选择 [强效核苷（酸）类似物联合聚乙二醇干扰素]、给药时机 [核苷（酸）类似物先行治疗后序贯聚乙二醇干扰素]，以及患者筛选（持续病毒学抑制及低抗原血症）是影响联合治疗疗效的关键因素。

在应用干扰素前应行自身抗体、甲状腺功能等筛查，了解是否有精神性疾病家族史等，明确是否存在禁忌证；在治疗过程中需注意其相关副反应表现，如流感样综合征、骨髓抑制、精神异常（抑郁、妄想、重度焦虑）、自身免疫性疾病、甲状腺功能异常、糖尿病及类风湿性关节炎等。一旦出现上述现象，应请相关科室医生诊治，给予对应处理，必要时停用干扰素。临床最常见的不良反应是白细胞和血小板下降，如中性粒细胞计数 $\leq 0.5 \times 10^9/L$ 和 / 或血小板计数 $\leq 25 \times 10^9/L$，则应暂停使用干扰素。对于中性粒细胞计数明显降低者，可使用粒细胞集落刺激因子、粒细胞巨噬细胞集落刺激因子治疗。

二、治疗性乙型肝炎疫苗

治疗性疫苗是指在已感染病原微生物或已患有某些疾病的机体中，通过诱导特异性的免疫应答，达到治疗或防止疾病恶化的天然、人工合成或用基因重组技术表达的产品或制品。1995 年前医学界普遍认为，疫苗只作预防疾病用。随着免疫学研究的发展，人们发现了疫苗的新用途，即可以治疗一些难治性疾病。从此，疫苗兼有了预防与治疗的双重作用。

既往研究表明，乙型肝炎疫苗可有效清除病毒及病毒抗原。具体机制是其通过多种途径呈递乙型肝炎抗原，刺激机体产生中和抗体和细胞免疫应答，清除乙型肝炎病毒，属于特异性主动免疫疗法。该疗法希望能够打破乙型肝炎患者和携带者的免疫耐受状态，让疫苗帮助人体"自主"地杀灭乙型肝炎病毒。治疗性乙型肝炎疫苗是重组乙型肝炎表面抗原和高效价乙型肝炎免疫球蛋白组成的免疫复合物。目前治疗性乙型肝炎疫苗仍处于临床实验阶段，I期和II期临床实验表明，其具有较好的安全性和耐受性，未发现不良事件。

需要明确的是，治疗性乙型肝炎疫苗取代不了抗病毒药物，免疫疗法与抗病毒药物相结合可从多途径抑制或清除HBV，达到临床上的高疗效与低复发。

三、胸腺素（别名：胸腺肽，胸腺多肽）

胸腺中包含多种激素，归属于 α、β、γ 三类，共同诱导 T 细胞的成熟分化。胸腺素国产制剂在我国临床应用已四十余年，是具有免疫调节作用的多肽，有效成分主要为胸腺素 α1。具体作用机制是经扩大 T 细胞功能而调节免疫，诱导T 细胞分化成熟、增强细胞因子的生成和增强 B 细胞的抗体应答。

胸腺素增强机体的抗病毒免疫应答，同时也能延缓肝纤维化的进展，是非特异性的免疫促进剂。国内有大量报道胸腺素联合核苷（酸）类似物或干扰素治疗慢性乙型肝炎的文献，但因各种制剂制备方法和质量控制不统一，临床观察不规范，疗效难以肯定。且胸腺素不能单独用于抗 HBV 治疗，只能作为难治病例的辅助用药。

在用药过程中，大多数患者对胸腺素耐受性良好，个别可见恶心、发热、头晕、胸闷、无力等不良反应，少数患者偶有嗜睡感，慢性乙型肝炎患者使用时可能 ALT 水平短暂上升，国家食品药品监督管理局也提醒关注胸腺素注射剂的严重过敏反应。

四、处于研究阶段的其他免疫调节剂

1. RIG-1 激动剂：Inarigivir 是一种口服抗乙型肝炎病毒药物，具有调节宿主固有免疫和直接抑制病毒复制的作用。目前已经进行 II 期临床试验。

2. TIR-7 激动剂：包括 GS-9620 和 JNJ-4964。前者在研究过程中显示，其 HBV-DNA 抑制率并不高于替诺福韦单药，且 HBsAg 水平无明显改善，宣布失败。而后者的研究结果显示，其在恢复免疫应答中起重要作用。该药目前处在临床开发阶段，已证实可以刺激健康志愿者和 CHB 患者的免疫应答反应。

3. TIR-8 激动剂：其可激发肝脏的先天免疫反应。GS-9688 是一种在临床开发中的 TIR-8 选择性小分子激动剂，目前该药正继续开展 II 期临床试验。

4. 免疫检查点抑制剂：目前被临床广泛用于治疗肿瘤的 PD-1/PD-L1 阻断剂可能是恢复慢性乙型肝炎患者 HBV 反应性

T淋巴细胞和B淋巴细胞功能的最有希望的方法。

5.凋亡蛋白抑制因子（IAPs）拮抗剂：可保护细胞免于死亡，并参与多种病原体识别受体信号通路。APG-1378是一种新型的以IAPs为靶点的SMAC模拟小分子抑制剂，目前该药正在进行I期临床研究。

保肝药物在治疗病毒性肝炎中的使用

一旦出现肝炎，在针对病因的特异性抗病毒基础上，通常会给予"保肝"药物治疗。我们俗称的保肝药物是指能够改善受损害的肝细胞代谢、促进肝细胞再生及修复、增强肝脏解毒功能，从而改善肝脏病理、促进肝功能恢复的药物，即通常所说的对肝损伤具有一定保护作用的药物。常见的保肝药物有很多种，可分为：抗炎护肝类、抗氧化降酶类、促进肝细胞再生类、解毒类、促进代谢类、利胆类、调节免疫类等，另外还有中药制剂等等。各种保肝药物的作用机制不同，详见以下叙述。

一、抗炎类保肝药物

也可称为甘草酸类制剂，是最为常见的强效抗炎护肝药物，该药在化学结构上与醛固酮的类固醇环相似，可阻碍可的松与醛固酮的灭活，具有类糖皮质激素的非特异性抗炎作用，而无免疫抑制功能的不良反应，可以减轻肝脏的非特异性炎症，从而达到保护肝细胞及改善肝功能。可应用各种病毒性肝炎肝炎活动期治疗。常见的口服药物有甘草酸二铵肠溶胶囊、复方甘草酸苷片，静脉用药有异甘草酸镁、复方甘草酸苷注射液等。因有类固醇样作用，可以引起水钠潴留，所以有严重低钾血症、高钠血症、高血压、心衰、肾功能衰竭的患者禁用。治疗过程中应定期检测血压、血清钾、钠浓度，如出现高血压、血钠潴留、低血钾等情况应停药或适当减量。孕妇不宜使用。

二、抗氧化降酶类保肝药物

主要通过抗脂质过氧化、抗纤维化、清除自由基、促进酶的代谢等作用机制降低血清转氨酶水平，并具有一定的抗炎抗病毒效果，代表药物有双环醇片、联苯双酯。其中联苯双酯的降酶特点为速度快、停药易反弹、重服又生效，而双环醇片特点为降酶速度慢、疗效稳定、少反弹。主要适用于急性或慢性迁延病毒性肝炎伴 ALT 升高者，并建议联合抗炎类护肝药物快速降酶。需要注意的是，停药时应逐渐减量、警惕肝酶的反弹及快速降酶后对肝炎活动的判断。肝功能失代偿期患者、孕妇、哺乳期女性患者禁用。

三、促进肝细胞再生类保肝药物

1. 必须磷脂类：也称肝细胞膜保护剂，能促进肝细胞膜再生、改善磷脂依赖性酶活性和细胞膜功能、降低脂肪浸润，代表药物为多烯磷脂酰胆碱，主要用于以膜损害为主的急慢性病毒性肝炎，尤其是合并有脂肪肝及酒精性肝病的患者。在临床输注配置中严禁用电解质溶液（如0.9%生理盐水）稀释，需要用葡萄糖溶液稀释。

2.生物制剂：代表药物为促肝细胞生长素，它可以刺激正常肝细胞DNA合成、促进肝细胞再生、保护线粒体及粗面内质网膜、保护肝细胞、抑制肝细胞凋亡、抗肝纤维化、减轻肝损伤及间接调节机体免疫功能。临床应用于各型重型病毒性肝炎及肝硬化的辅助治疗，但应在针对重型肝炎的全身支持疗法和综合治疗的基础上，且急性期患者的疗效优于慢性期患者，早期患者优于晚期患者。

四、促进代谢类保肝药物

这类药是最为基础的广义上的代谢类保肝药物，通过直接参与肝细胞的代谢促进物质代谢和能量代谢、保持代谢所需酶的活性辅助保肝。代表药物有：水溶性维生素（维生素B、维生素C）、脂溶性维生素（维生素A、维生素E、维生素K_1）、二氯醋酸二异丙胺、门冬氨酸鸟氨酸、门冬氨酸钾镁、支链氨基酸及肌苷、辅酶A、ATP等。主要应用于重症病毒性肝炎导致物质代谢、能量代谢低下及合并肝性脑病、肝衰竭患者的辅助治疗。

五、调节免疫类保肝药物

代表药物为胸腺肽，是胸腺激素类的免疫调节剂。对于乙型肝炎患者，免疫应答在肝炎、肝纤维化、肝硬化进展中起到重要作用，而免疫调节类保肝药物可增进免疫系统反应性，调节 T 淋巴细胞发育、分化和成熟，修复受损的 T 淋巴细胞，从而在病毒的清除过程中起到一定作用。因此，免疫治疗有望成为治疗乙型病毒性肝炎的重要手段。对于重症肝炎（肝衰竭），此类药物可调节机体的免疫功能、减少感染等并发症。

六、解毒类保肝药物

这类药常见的代表药物有硫普罗宁、还原型谷胱甘肽、葡醛内酯、青霉胺（络合重金属）等，可通过提供巯基或葡萄糖醛酸，增强肝脏的氧化、还原、水化等化学反应，与药物、代谢产物或重金属络合，形成稳定的水溶性复合物，由尿液或胆汁排除体外，达到增强解毒功能的作用。单纯应用于病毒性肝炎较少，多用于合并有酒精、药物及其他化学物质导致的肝损伤的辅助治疗。

七、利胆类保肝药物

这类药可促进胆汁分泌，减轻胆汁淤滞。代表药物有丁二磺酸腺苷蛋氨酸和熊去氧胆酸。丁二磺酸腺苷蛋氨酸具有解毒、抗氧自由基、增加膜的流动性、抗炎症介质及因子、保护细胞骨架、提高 $Na^+-K+ATP$ 酶活性等多重保肝机制，促进肝解毒过程中硫化产物的合成，防止肝内胆汁淤积。熊去氧胆酸可以增加胆汁酸分泌、改变胆汁成分、抑制肝脏胆固醇合成、减少肝脏脂肪、松弛肝胰壶腹括约肌，促进胆石溶解和胆汁排出以减轻肝内胆汁淤积。主要用于治疗自身免疫性肝炎以及胆汁性肝硬化、硬化性胆管炎所致的胆汁淤积症，但当病毒性肝炎累积胆管，如发展发肝细胞黄疸型病毒性肝炎时，此类保肝药物可作为重要的辅助用药。

八、中药类保肝药物

中草药，如水飞蓟素、苦参、五味子等，具有抗病毒、降黄、降酶、抗肝纤维化、改善肝功能、调节免疫功能、改善临床症状等作用。用于病毒性肝炎的中成药物有：水飞蓟宾、海麒舒肝胶囊、护肝颗粒、护肝宁片、护肝片、当飞利肝宁等，但相关的药理机制及临床效果有待进一步的研究。

对于病毒性肝炎来说，在病因治疗的基础上，保肝药物作为辅助用药，需要遵循保肝药物的用药原则：用药宜简不宜繁（不应超过 3 种）；药物使用维持时间宜长不宜短；同类药物不宜重复使用；病情严重者宜先静脉后口服；定期监测肝功能及用药期间药物的相关不良反应，为肝功能的恢复"保驾护航"。

出现并发症后的特殊治疗

急、慢性病毒性肝炎均可能出现一系列并发症，尤以慢性乙型肝炎、慢性丙型肝炎所致的肝硬化居多，少数急性病毒性肝炎患者重症化后可出现急性、亚急性肝衰竭，总体治疗原则为治疗原发肝病的同时，兼顾并发症的处置。

急性病毒性肝炎除引起急性肝损伤外，还可出现全身其他系统损伤，多与肝炎病毒导致机体出现免疫损伤有关，故治疗基础疾病是关键。

1. 消化系统疾病：如胆囊炎、胰腺炎、胃肠炎等，尤其是胰腺炎，会出现腹痛、恶心呕吐等症状。此时需要进行抑制胰酶分泌、抑制胃酸、控制饮食等治疗，必要时还需要抗感染治疗。

2. 内分泌系统疾病：比如糖尿病、甲状腺功能异常等，可以表现为相应症状，也可以没有临床表现，容易漏诊。此类患者需要监测血糖及相关激素水平，给予控制血糖、调节甲状腺激素等处置。

3. 血液系统疾病：例如溶血性贫血、再生障碍性贫血等，需要纠正贫血、刺激骨髓再生等治疗。

4.循环系统疾病：如心肌炎、结节性多发动脉炎等，需要相应专科就诊进一步治疗。

5.泌尿系统疾病：如肾小球肾炎、肾小管酸中毒等，在抗病毒的基础上，控制血压、保护肾功能。

6.皮肤疾病：如过敏性紫癜等，需要进行抗过敏治疗。

当急性病毒性肝炎患者出现肝衰竭时，还可能引起肝性脑病、上消化道出血、腹腔积液、片状瘀斑等一些严重并发症，此时需要积极酸化肠道、减少毒素吸收、补充凝血因子、止血、利尿，并积极做好肝移植的准备。

如果慢性病毒性肝炎患者病情进展至肝硬化，在失代偿阶段则以门静脉高压和肝功能减退为主要临床表现，还会出现腹水、食管胃静脉曲张破裂出血、脾功能亢进、感染、肝性脑病、肝肾综合征等众多并发症。

一、食管胃静脉曲张破裂出血

若肝硬化患者进食煎、炸、油、腻食物后，出现呕血、黑便、头晕、心慌等症状，需高度怀疑食管胃静脉曲张破裂出血，失血严重者还会出现面色苍白、意识丧失、血压下降等休克表现。此时患者需禁食水，在家属的陪同下，乘救护车前往医院。急诊胃镜检查是可靠的诊疗方案，不仅可以明确出血部位还能同时行内镜下止血治疗。对于大量出血患者，需监测血压、心率、尿量变化及动态观察血红蛋白，在治疗过程中，需针对患者的生命体征、出血量、再出血风险等指标，制定个体化治疗方案，如采用生长抑素、特利加压素、卡络磺钠等药物发挥降低门脉压力、收缩血管、改善血管通透性等作用。当药物疗效欠佳时，还可以采取介入及外科的方法对曲张静脉进行断流和（或）分流处理。

此外，三腔二囊管也能起到临时压迫止血的作用。止血的同时还要注意清除肠道积血预防肝性脑病，并进行营养支持治疗。在出血停止后，还可以应用非选择性 β 受体阻滞剂、内镜下干预等方式进行二级预防。

二、腹水

患者出现腹水时，常表现为腹胀、体重增加、双下肢水肿，主要通过病史、体格检查、实验室检查、腹部影像学及诊断性腹腔穿刺来明确诊断。出现腹水后，注意监测尿量、腰围、体重，适当限制水分和盐的摄入，可以应用利尿剂增加尿量、改善症状，对于低蛋白血症的患者，还可以输注人血白蛋白以减少腹水的生成。建议患者在治疗过程中，定期复查肝功能、肾功能、电解质等指标，以指导后续治疗。

三、自发性细菌性腹膜炎

如果患者出现发热、腹胀、腹痛、大便次数增多等症状，腹部有明显压痛及反跳痛的表现。建议及时去医院就诊，接受炎症指标、腹水常规等检测。若上述指标增高，则为自发性细菌性腹膜炎，与肝硬化后肠道黏膜屏障减弱、肠道菌群失调等因素相关，革兰氏阴性杆菌为常见致病菌，可以选用三代头孢类广谱抗菌药物经验性治疗，再根据药敏试验调整抗生素。感染治愈后建议患者继续服用利福昔明、诺氟沙星等药物，预防再次感染。

四、肝性脑病

患者可表现为性格改变、智力下降、行为异常、意识障碍，以及运动和反射异常。常见诱因有摄入过多的含氮食物、消化道大出血、感染、电解质紊乱、氮质血症、便秘、低血糖、使用镇静剂、大量利尿、手术等。积极寻找及去除诱因是治疗本病的关键，要采用酸化肠道、通便、减少有害物质产生和吸收、调节芳香族与支链氨基酸比例等综合手段治疗，有时还需要进行脱水治疗，从而预防脑水肿、脑疝等致死性疾病的发生。

五、电解质紊乱

患者若存在长期钠、钾摄入不足、长期利尿、大量放腹水、肠梗阻等情况，则可能出现低钠及低钾血症，会出现意识淡漠、四肢无力、恶心呕吐等症状，严重时还可能引发肌肉麻痪、心律失常。此类患者需要定期检测电解质，注意膳食营养及利尿剂的使用，逐渐将电解质恢复至正常水平。

六、肝肾综合征

有部分肝硬化患者会出现肾功能不全，这与体内收缩（舒张）血管物质失衡、体循环灌注减少、肾血管代偿性收缩等因素相关。肝肾综合征患者预后差，一旦确诊，应尽早治疗，防止肾功能进一步恶化。需要密切监测血压、尿量、保持液体平衡，避免应用肾毒性药物。可以选用人血白蛋白联合血管收缩剂进行特异性治疗，如特利加压素、去甲肾上腺素、奥曲肽和米多君。对于药物应答不佳者，需要考虑肾脏替代、经颈静脉肝内腔静脉分流术（TIPS）及肝肾移植等治疗方式。

七、肝肺综合征

患者如果出现呼吸困难及缺氧体征，如发绀和杵状指（趾），吸氧后缺氧症状无改善，则考虑存在肝肺综合征。其与肝硬化后肺内血管分流、肺内毛细血管扩张等因素有关。目前无特效药物治疗，治疗以吸氧为主。肝移植可逆转肺血管扩张，使氧分压、氧饱和度及肺血管阻力均明显改善。

八、门静脉血栓形成

门静脉血栓是肝硬化较为常见的并发症，尤其是脾切除术后，门静脉栓塞率可高达25%。一般情况下无明显症状，如果门静脉血栓严重阻断入肝血流时，可有腹痛、顽固性腹腔积液等症状，有时行腹穿可抽出血性腹腔积液，对于产生门静脉高压的患者可酌情选用低分子肝素、华法林等药物进行抗凝、溶栓，效果有限，且有出血风险。对于药物无效及出现肠缺血、坏死的患者，还可以考虑TIPS及外科手术等治疗方式。

九、原发性肝癌

肝硬化患者是原发性肝癌发病的高危人群。肝癌常起病隐匿、症状体征不典型、早期诊断率低、病情进展快。对于有慢性肝病基础的患者，建议每半年行肝脏超声及甲胎蛋白的筛查，对于出现异常的患者，可以进一步完善肝脏增强影像学及肝癌标记物的检查。对于确诊患者，需要根据患者的肝功能、肝癌数目大小及位置、全身状态、有无转移等情况决定治疗方案。常用的治疗手段包括外科治疗（主要为肝切除术和肝移植术）、消融治疗、经动脉化疗栓塞、放疗、系统抗肿瘤治疗、中医中药治疗等措施。

提高病毒性肝炎患者的生活质量

在知道自己患有病毒性肝炎后，患者需要用科学的态度对待疾病，做到积极面对、不讳疾忌医。病毒性肝炎患者的肝细胞受损、肝功能下降、具有一定传染性是该疾病的共性，临床表现、症状体征也有一定程度的类似性，此类患者在饮食、生活、情绪、复查体检等方面，需要注意一些问题。本文针对主要的几类病毒性肝炎患者的生活注意事项进行介绍。

根据病毒的嗜肝性可将肝炎病毒分为嗜肝病毒及非嗜肝病毒两大类，嗜肝病毒包括甲型、乙型、丙型、丁型、戊型肝炎病毒，其中甲型及戊型肝炎病毒感染主要通过接触被污染的食物、水而传播，发病急，多有自愈性，在确诊这两类肝炎后要注意个人卫生习惯，做到饭前便后勤洗手，避免跟他人共用碗筷等餐具，前往医院接受必要的专科治疗。但如果老年人、孕妇、有基础肝病者确诊该病，需要警惕出现重症肝炎，应该及时就医进行保肝治疗，避免病情进展恶化。感染甲型、戊型肝炎病毒的患者属于急性肝炎范畴，治愈后具有一定的免疫力，一般每年复查肝功能即可。

乙型肝炎病毒、丙型肝炎病毒主要通过母婴传播、性传播、血液传播等途径进行传播，属于慢性肝炎范畴。丙型肝炎慢性化程度较高，容易出现肝硬化，一旦发现应该尽快接受抗病毒治疗，目前临床有疗效很好的药物，绝大多数患者都可以做到临床治愈。

对于慢性乙型肝炎患者，目前虽然不能彻底治愈，但也有控制乙型肝炎病毒复制的药物，需要患者长期服用，从而控制病情进展。

有很多乙型肝炎患者担心跟家属共同进餐会导致家属感染该病，由于乙型肝炎病毒主要通过血液和体液传播，因此，此种感染概率非常低。对乙型肝炎病毒没有免疫力的家属，推荐进行乙型肝炎疫苗的正规接种，出现乙型肝炎表面抗体后就可以有效抵御乙型肝炎病毒的感染。

对于慢性乙型肝炎、慢性丙型肝炎患者，在接受抗病毒治疗的过程中，应该注意观察抗病毒药物的副作用（如糖和血脂异常、肾损伤、骨磷代谢异常、周围神经病变等），并注意定期监测体内病毒量的变化，预防出现病毒耐药、突破、再激活等状态。患者还应定期复查肝功能、肝脏超声等，评估肝脏恢复状况。

至于丁型肝炎病毒，它是一种依赖乙型肝炎病毒才能进行复制的 RNA 病毒，所以，只有乙型肝炎患者才可能患上该病。感染丁型肝炎病毒后常常会加重原有慢性乙型肝炎患者的病情，因此也需要进行积极的抗病毒治疗。

非嗜肝病毒主要以巨细胞病毒、EB 病毒较为常见。尤其在肿瘤患者、应用免疫抑制剂的患者及年老体弱的人群中较多见。此类病毒主要通过飞沫、唾液、母婴、性交等密切接触的方式进行传播，一般进行抗病毒治疗后多会取得良好的治疗效果。此类患者应注意提高自身的免疫力，其家人应避免与患者共用餐具，患者使用过的餐具应进行高温杀毒处理。给新生儿喂食过程中也应避免口对口喂食，以有效降低感染的风险。

此外，对于病毒性肝炎患者，还要注意以下一些问题。

1. 避免摄入酒精、药物滥用。酒精及某些药物可能会加重患者的肝脏负担，甚至会导致药物性肝炎、酒精性肝炎，使原有疾病进一步加重。

2. 改善饮食结构。营养治疗对于肝脏修复至关重要，要少吃动物脂肪，多摄入富含维生素和膳食纤维的蔬菜及水果，增加牛奶、大豆等优质蛋白的摄入，避免无规律饮食、进食油炸食品等不良习惯。

3. 保持愉悦心情。肝脏主疏泄，放松愉快的心情更利于疏通肝气，而抑郁、生闷气、烦躁等负性情绪则可能产生肝气郁结，因此，保持良性情绪和健康心态也是治疗病毒性肝炎的方法之一。

4. 恢复后加强体育锻炼。对于康复者要作息规律、早睡早起，并根据自身状况选择跑步、快走、游泳等有氧运动，宜从小运动量开始，逐渐增至适合自己的运动量，达到增强体质、抵御病毒的效果。

综上，病毒性肝炎患者要正确认识病情，对待病情要做到不自卑、不逃避、不恐惧，以积极的态度进行正规的医疗行为，在生活中也要学会自我防护及对家属进行保护，减少病毒传播，康复后更要注意预防疾病的再次发生。

病毒性肝炎的最新研究进展

病毒性肝炎，即传统意义上的肝炎"五兄弟"（甲型、乙型、丙型、丁型、戊型肝炎），是法定乙类传染病，具有传染性较强、传播途径复杂、流行面广泛、发病率高等特点。据 WHO 不完全统计，目前全球约有 4 亿病毒性肝炎患者，每年因此病死亡人数达 145 万，现已成为世界死亡率最高的疾病之一。而病毒性肝炎"五兄弟"中的乙型肝炎和丙型肝炎引起肝癌的死亡率约占 80%。全球约有 2.57 亿慢性乙型肝炎病毒感染者及 7100 万人感染丙型肝炎病毒，每年约有 88.7 万人死于乙型肝炎病毒感染相关的肝硬化（30%）及肝细胞癌（45%），约 29 万人死于丙型肝炎病毒感染引起的肝硬化或肝细胞癌。可见，病毒性肝炎已经成为全球的公共卫生问题，因此，WHO 在 2015 年提出了"在 2030 年之前消除病毒性肝炎这一公共卫生威胁"的具体目标：到 2030 年，新发慢性乙型肝炎和慢性丙型肝炎减少 90%，乙型肝炎和丙型肝炎死亡率降至 65%，慢性乙型肝炎和丙型肝炎治疗覆盖 80% 的患者，最终消灭病毒性肝炎这一全球杀手。经过全球的共同努力，近年来在消除病毒性肝炎这方面取得了很大进展，尤其是乙型肝炎和丙型肝炎的防治。下面就病毒性肝炎"五兄弟"的研究现状及未来需努力的方向进行简单介绍。

"五兄弟"中甲型肝炎、戊型肝炎经粪—口途径传播，一般为急性发病，少有慢性迁延，根据流行病史、临床表现、实验室血清学抗体测定可诊断，多为自限性，可自愈及治愈，经日常卫生防控及疫苗接种，甲型肝炎、戊型肝炎是可防、可控、可诊、可治、可愈的，但对于孕妇、老人及免疫低下患者的戊型肝炎易进展为重症肝病及肝衰竭，预后往往不佳。

乙型肝炎、丙型肝炎主要通过母婴传播、性传播、血液传播等途径进行感染，其中乙型肝炎多呈现家族遗传性（母婴传播），而丙型肝炎多为血液传播（输血、共用注射器等），多表现为慢性迁延进展的病程特点；两者均常隐匿起病，可逐渐进展为肝硬化甚至肝癌，成为病毒性肝炎危害人类健康及生命的"主力军"。

就丙型肝炎而言，我国感染者估计约 9 795 000 例，每年报告病例约 20 万例，新发病例的筛检率、确诊率得到了有效提高。在治疗上，直接抗病毒药物（DAAs）在抗丙肝病毒方面取得了具有革命性意义，抗病毒治疗已由聚乙二醇干扰素联合利巴韦林（PR 方案）进入 DAAs 时代，可实现 90% 以上，甚至接近 100% 的持续病毒学应答（SVR），使丙型肝炎成为了可治愈性疾病，防止丙型肝炎继续传播，控制了传染源，也切断了传播途径，从而降低了终末期肝病、肝癌和相关并发症的风险。

相关指南推荐，所有 HCV-RNA 阳性的患者，无论是急性还是慢性，肝功能是否正常，均应在专科医生指导下接受规范的抗病毒治疗。对于丙型肝炎初治患者，目前有 3 种常用直接抗病毒方案的药物纳入了国家医保目录，包括格拉瑞韦 / 艾尔巴韦（*BR/GZR* 基因 1/4 型）、索磷布韦 / 维帕他韦（*SOF/VEL* 基因 1 ～ 6 型）及索磷布韦 / 来迪帕韦（*SOF/LED* 基因 1/4/5/6 型），这 3 种方案所用药物每日服药一次，常规疗程为 12 周。专科医生会根据基因型、肝功能及代偿情况选择合适的方案。其他可供选择的方案有格卡瑞韦 / 哌仑他韦（*GEL/PIB*）。DAAs 初治失败的患者可选择索磷布韦 / 维帕他韦 / 伏西瑞韦（*SOF/VEL/VOX*）。虽然目前仍没有针对丙型肝炎病毒的可靠疫苗问世，但已经证实了疫苗接种对丙肝病毒血症的重要影响及测试的可行性。然而针对难治性丙型肝炎的发病机制、基因组学研究、治疗方案的个体化优化、新型诊疗方案及丙型肝炎疫苗研制等有待进一步探究。

因乙型肝炎尚不能达到完全治愈，且感染人数庞大，已经成为目前危害全球的主要病毒性肝炎，而我国作为乙型肝炎大国，一般人群乙型肝炎表面抗原（HBsAg）流行率为 5% ～ 6%，乙肝病毒感染者约 7000 万例，其中慢性乙型肝炎患者约 2000 万～ 3000 万例。我国肝硬化和肝癌患者中，由乙肝病毒感染所致者分别为 77% 和 84%。而丁型肝炎病毒是一种依赖乙型肝炎病毒才能进行复制的 RNA 病毒，只有在乙型肝炎病毒感染者中才可能患上该病，其诊疗同乙型肝炎。针对这一公共卫生问题，全球已经开始行动且取得了重大进展。

一、在免疫接种覆盖方面

截止 2018 年底，全球新生儿三价乙型肝炎疫苗覆盖率为 84%，2017 年全球实现了乙型肝炎病毒感染率＜ 1%，从源头上减少了传染源。

二、在诊断检测方面

除了传统的乙肝血清学标记物五项、HBV-DNA、耐药性检测，还提出了乙肝病毒新型检测标志物，即可预测抗乙肝病毒治疗疗效的抗 -HBc 抗体定量、与肝细胞内 cccDNA 转录活性有关的 HBV-RNA 定量及乙型肝炎病毒核心相关抗原，为区分病程分期、停药复发、预后提供参考价值。

三、在治疗适应证方面

由最初的只针对肝炎活动的 HBV-DNA 阳性患者抗乙型肝炎病毒治疗，依据循证医学证据扩大了治疗人群，对于血清

HBV-DNA 阳性、ALT 正常，有下列情况之一者需要积极抗病毒治疗。

1. 肝组织学显示明显的肝脏炎症(≥ G2)或纤维化(≥ S2)。

2. 转氨酶指标持续正常（每 3 个月检查 1 次，持续 12 个月），但有肝硬化 / 肝癌家族史且年龄 > 30 岁。

3. 转氨酶指标持续正常（每 3 个月检查 1 次，持续 12 个月），无肝硬化 / 肝癌家族史但年龄 > 30 岁，建议肝纤维化无创诊断技术检查或肝组织学检查，病理组织提示存在明显肝脏炎症或纤维化者。

4. 有 HBV 相关的肝外表现（肾小球肾炎、血管炎、结节性多动脉炎、周围神经病变等）。覆盖了处于免疫清除期，但因肝酶正常而判为免疫耐受期的患者，改善了这部分人群的疾病进展及预后情况。除此之外，也逐渐规范了特殊人群，如孕妇、儿童、老年人、肾功能不全等患者的具体抗乙肝病毒治疗方案。

四、常规药物治疗方面

干扰素和核苷（酸）类似物均有优缺。

1. 干扰素主要通过促进机体免疫调节来达到抗病毒的作用，疗程明确宜疗效持久，不会引起病毒耐药变异，但临床治愈率低，相关不良反应较多（发热、流感样症状、抑郁等），不适用于肝硬化失代偿期和重症肝病患者。

2. 核苷（酸）类似物可直接抑制病毒的复制，具有用药方便、病毒抑制力强、副作用少的特点，适用于肝硬化失代偿期患者。缺点是停药后易反弹、疗程长甚至需要终身服药。随着一代一代核苷（酸）类似物在临床上的应用，其长期安全性和有效性已经得以证实，其中恩替卡韦、富马酸替诺福韦、丙酚替诺福韦成为了具有代表意义的一线抗乙肝病毒治疗药物，在耐药性、强效抗病毒、安全性方面"各有千秋"。

对核苷（酸）类似物经治的部分符合条件的优势人群中，应用干扰素（peg-IFN-α）联合核苷（酸）类似物治疗方案可使部分患者获得临床治愈。

另外，因乙型肝炎病毒引起的免疫应答是导致肝细胞损伤及炎症坏死的主要机制，处于临床研究中的免疫治疗可能成为未来治愈乙型肝炎病毒感染的重大突破，TG1050 及 GS-9620 作为新型免疫调节剂正在研究探索中，还有乙型肝炎病毒 cccDNA 抑制剂、RNA 干扰、抑制病毒入侵肝细胞的药物、治疗性疫苗及靶向宿主因子均处于探索研究阶段。未来需要继续致力于发现能实现乙型肝炎病毒功能性治愈的创新药物，不仅是简单地抑制乙型肝炎病毒感染，同时创新慢性乙型病毒性肝炎的管理模式，提高慢性乙型病毒性肝炎发现率、诊断率和治疗率，降低乙型肝炎相关病死率。正如 WHO 世界肝炎计划理事 Gottfried Hirnschall 博士所说："我们已经知道了怎样预防病毒性肝炎，已经有安全有效的疫苗防治乙型肝炎。并且有能够治愈丙型肝炎和控制乙型肝炎的药物"。目前，全球已经集中力量着手于病毒性肝炎的预防、筛检、诊断、治疗、管理、监测等方方面面，创新性的管理模式和突破性的可治愈性药物也正在深入研究中，群力群策地均在为实现 WHO "2030 年消除病毒性肝炎作为重大公共卫生威胁"的目标而助力，未来可期！

病毒性肝炎患者想知道的八件事

一、病毒性肝炎会发展成肝癌吗?

病毒性肝炎可以发展成肝癌,但是通过正规的防治,可以避免或降低肝癌的发生率。肝癌的发病机制目前尚未完全明确,但在中国,最常见导致肝癌的原因就是病毒性肝炎,尤其是乙型肝炎,它是造成肝癌的最常见病因之一,原发性肝癌患者中约90%有过乙型肝炎病毒的感染。但是肝癌患者中绝大部分是在肝硬化基础上发生的,因此,防治肝癌的第一道防线是防治肝硬化的发生。机体从感染乙型肝炎病毒患上急性肝炎,发展到慢性肝炎,再到肝硬化,最后到肝癌,这是一个缓慢的发展过程,我们有足够的时间和机会控制病情的一步步进展。当然有部分患者在慢性肝炎阶段就直接发展为原发性肝癌,但是这种情况很少见。因此,有乙型肝炎家族史或者高风险感染者,应该定期检查乙肝两对半(乙型肝炎表面抗原、乙型肝炎表面抗体、乙型肝炎 e 抗原、乙型肝炎 e 抗体、乙型肝炎核心抗体)、乙型肝炎病毒定量、肝脏彩超,还有肝脏肿瘤标志物等相关检查,而且平常一定要养成良好的生活习惯,不要熬夜，不要劳累，不要喝酒，要保证充足的睡眠，提升个人免疫力，对预防肝癌的形成是很有帮助的。如果出现肝功能异常，需要及时采取相应的治疗，防止肝硬化，从而预防肝癌的发生。

二、病毒性肝炎有疫苗吗？

病毒性肝炎有多种类型，如甲型肝炎、乙型肝炎、丙型肝炎、丁型肝炎、戊型肝炎等。目前在临床上使用的疫苗有甲型肝炎疫苗和乙型肝炎疫苗两种类型，戊型肝炎、丙型肝炎疫苗仍在积极研制中。

甲型肝炎疫苗可以有效预防甲型肝炎的发作，一般注射一次就可以。目前甲型肝炎疫苗不作为常规计划疫苗实施，但可作为高风险人群及疫情暴发流行时的防控储备。

乙型肝炎在我国有较高的流行率，1992 年开始作为我国常规计划疫苗实施，这一行动对我国乙型肝炎的防治发挥了重要作用。目前在中国，孩子一般在出生后 24 小时之内，就会在医院内进行乙型肝炎疫苗的接种，此后还需要接种两针，后两针需要在出院以后，自行去疫苗接种点进行接种。孩子出生 1 个月时再注射第 2 针，然后 6 个月的时候注射第 3 针。接种乙型肝炎疫苗后有抗体应答者的保护效果一般可持续 30 年，因此，一般人群不需要进行乙型肝炎表面抗体的监测或加强免疫，但对高危人群或免疫功能低下者等可监测抗 –HBs，如

抗 –HBs＜10 mIU/mL，可再接种 1 针乙型肝炎疫苗。

三、病毒性肝炎可以痊愈吗？

甲型、戊型肝炎属于急性肝炎，一般为自限性疾病，大部分患者病情轻微，临床上只需常规保肝治疗即可，而且能够完全治愈，只有少数患者因为存在基础病或为孕妇、老年人等，导致病情危重。乙型肝炎、丁型肝炎和丙型肝炎多表现为慢性肝炎，经临床治疗，肝功能恢复正常，称临床治愈，但病毒一般难以清除掉，在患者免疫力低下或过度悲伤等情况下病情容易发作，有的迁延发展为肝硬化。随着医疗技术的发展，目前治疗丙型肝炎的抗病毒药物服用 3～6 个月，一般病毒即可被清除，乙型肝炎使用的抗病毒药物有干扰素和核苷（酸）类似物两种抗病毒药物，经过正规治疗大部分患者可以实现 HBV–DNA 阴转，少数患者可实现病毒彻底清除。

四、家人患病毒性肝炎，生活中应该注意什么？

甲型、戊型病毒性肝炎主要通过消化道传播，如果发现家人患甲型、戊型病毒性肝炎，要注意饮食卫生、便后洗手，一般预防效果非常好。

乙型、丙型病毒性肝炎主要通过血液传播、性传播、母婴传播及密切接触传播。对于乙型肝炎，最主要的预防手段是进行乙型肝炎疫苗的注射，其次是在生活中养成好的卫生习惯。乙型、丙型肝炎患者及家属在生活中应注意以下问题：①避免血液污染及接触，比如，不要共用牙刷、剃须刀等，不要到不正规的医院进行修牙、拔牙及输液等；②夫妻之间可采用避孕套更安全。当然，患者注意生活调养及身体锻炼，保持良好的免疫力也是预防疾病传播的重要方面。

五、与肝炎患者共餐会被传染吗？

肝炎是一组疾病的总称，是由各种原因引起的肝脏损伤。引起肝炎的原因有很多种，包括细菌、病毒、寄生虫、酒精，以及药物、化学毒物、自身免疫等，多数肝炎是不具有传染性的，只有甲、乙、丙、丁、戊型肝炎病毒引起的病毒性肝炎才具有传染性。在病毒性肝炎中，乙型、丙型和丁型肝炎病毒是通过母婴、血液、性接触等进行传播，所以与上述肝炎患者一同进餐不会被感染。甲型和戊型病毒性肝炎是通过粪—口途径进行传播，正常情况下，如果甲型肝炎和戊型肝炎患者个人卫生习惯良好，与其一起进餐也不会感染。但若患者卫生习惯不良，不注意饭前便后洗手，其排泄物就可能污染食物和水源，那么健康人与患者一起进餐就有可能被感染。除此之外，其他日常接触，如学习、工作或生活接触，包括在同一办公室工作、公用计算机、握手，以及拥抱、同住一个宿舍，或者使用公共厕所等，无血液暴露的接触，不会传染乙型肝炎、丙型肝

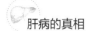

炎和丁型肝炎病毒。

六、抗病毒药物忘了吃，会影响治疗吗？

抗病毒药物偶尔忘了吃，一般不影响治疗，但是频繁忘吃，会影响治疗吗？部分慢性乙型肝炎患者服用乙型肝炎抗病毒药物，一般为一天一片，极少数患者需要联合治疗（每天服用两种药物，每日各服用1片）。有的朋友因为工作繁忙容易出现药物漏服，偶尔漏服对病情没有影响，大家不用紧张，但是常常漏服，出现"三天打鱼，两天晒网"的情况，容易导致抗病毒药物失效，更严重的是容易出现病毒耐药，需要更换药物或联合用药，给治疗带来难度。如果您发现漏服的这次药物没有超过原计划时间18小时，需要补服一次；如果超过了18小时，就按照原来的时间服用下一次药物，漏服的一次就不用管它了。我们强烈建议肝炎患者还是要规律服药，推荐您每次服用药物后在日历上做标记，以监测是否出现漏服现象，以免给治疗带来不必要的麻烦。另外，提醒部分患者，擅自减量或加量是不正规用药，对治疗有不良影响。

七、"大三阳"比"小三阳"更严重？

"大三阳"和"小三阳"相比，"大三阳"往往传染性更强，因为"大三阳"的病毒复制更加活跃，病毒载量较高，一般传染性更强，但是不代表"大三阳"比"小三阳"病情更严重，需要根据患者的具体情况进行判断。

如果患者没有临床表现，肝功能、影像学检查等均正常，这个时候无论是"大三阳"还是"小三阳"，在疾病严重程度上看无差异，但"大三阳"可能提示患者处于免疫耐受期，而"小三阳"可能提示患者处于低复制期，病情不容易发作。

如果患者出现了肝功能异常，甚至出现了肝硬化等，这个时候病情相对严重，不管是"大三阳"还是"小三阳"，都需要进行积极治疗，特别是抗病毒治疗，必要时进行保肝、降酶治疗，控制肝脏炎症，预防出现肝硬化，甚至肝癌。

慢性肝炎患者经过积极抗病毒治疗，有的患者从"大三阳"转换为"小三阳"，这预示患者体内的乙型肝炎病毒得到较好控制，复发的可能较小，这时候我们可以认为"小三阳"比"大三阳"好，但与病情判定无关。

不管是"大三阳"还是"小三阳"，都要积极复查肝功能、病毒载量、乙型肝炎五项、肝脏彩超，一旦出现问题，要尽早给予治疗。

八、乙型肝炎会遗传，不能结婚、生育吗？

乙型肝炎病毒容易造成母婴传播，但是这不属于遗传病，遗传病一般指与基因相关的疾病。乙型肝炎患者只要按照医生的建议进行正规的预防，是可以结婚、生育的，而且不会传播给爱人和孩子。凡是 HBV–DNA $\geqslant 2 \times 10^5$ IU/mL 的准妈妈，建议在怀孕 24 ～ 28 周开始口服抗病毒药物（替诺福韦或替比夫定），使身体中的病毒降到最低限度。宝宝出生后 24 小时之内，医生要在宝宝的不同部位分别注射一针乙型肝炎疫苗，还有另一针高效价乙肝免疫球蛋白。出生后 1 个月、6 个月还要分别注射一次乙型肝炎疫苗，以保证宝宝体内产生足够的保护性抗体。通过上述两种方法，可以将宝宝被传染的概率降低到百分之几，甚至零。乙型肝炎病毒携带者的爱人应该注意检查乙型肝炎两对半，确认是否有保护性抗体存在，必要时进行乙型肝炎疫苗的补种。

第七章

不速之客——肝癌

我国肝癌现状不容乐观

目前，原发性肝癌是我国排在第 4 位的常见恶性肿瘤及第 2 位肿瘤致死病因，严重威胁我国人民的生命和健康。2020 年中国新发肝癌病例数为 410 038 例，粗发病率为 28.3/10 万，世界人口标化发病率为 18.2/10 万。2020 年，中国因肝癌死亡人数为 391 152 例，粗病死率为 27.0/10 万，世界人口标化病死率为 17.2/10 万。中国因肝癌死亡病例数约占全球肝癌死亡病例的 47.1%。中国肝癌发病率和病死率呈现男性高于女性、农村高于城市的特点。目前，中国肝癌 5 年生存率仅为 12.1%。

肝癌发生是多因素参与、多步骤长期发展的过程，主要危险因素有乙型肝炎病毒、丙型肝炎病毒、重度饮酒、摄入黄曲霉毒素、肝硬化等。我国肝癌主要归因于乙型肝炎病毒感染，其次为丙型肝炎病毒感染、超重、糖尿病、吸烟、重度饮酒。据估计，2018 年中国乙型肝炎表面抗原（hepatitis B surface antigen，HBsAg）阳性率为 6.1%，与 1992 年相比，HBsAg 阳性率下降显著，但仍有 8600.7 万乙型肝炎病毒携带者。我国自 1992 年起，将乙型肝炎疫苗纳入计划免疫范畴，2002 实施乙型肝炎疫苗新生儿免费接种。至 2016 年，中国新生儿乙型肝炎疫苗接种覆盖率 99% 以上。随着乙型肝炎疫苗的广泛接种及人们生活方式的改变，接触食物中黄曲霉毒素下降及农村地区自来水的逐渐普及，我国肝癌防控效果显著。近 5 年来，我国男性和女性肝癌标化发病率每年平均下降 2.2% 和 2.7%，标化死亡率每年平均下降 3% 和 3.4%。

肝癌诊断的金标准

临床上结合肝癌发生的高危因素、影像学特征及血清学分子标志物对肝癌进行临床诊断。

1.有乙型肝炎或丙型肝炎病毒感染，或有任何原因引起的肝硬化者，至少每隔6个月进行1次超声检查及甲胎蛋白检测，发现肝内有直径≤2 cm的结节，进一步进行多参数核磁、动态增强CT、超声造影或肝细胞特异性对比剂增强核磁检查4项检查中至少有2项显示动脉期病灶明显强化、门静脉期和（或）延迟期肝内病灶强化低于肝实质，即"快进快出"的肝癌典型特征，则可以做出肝癌的临床诊断；对于发现肝内有直径＞2 cm的结节，则上述4种影像学检查中只要有1项典型的肝癌特征，即可以临床诊断为肝癌。

2.有乙型肝炎或丙型肝炎病毒感染，或有任何原因引起的肝硬化者，随访发现肝内有直径≤2 cm的结节，若上述4种影像学检查中无或只有1项检查有典型的肝癌特征，可以进行肝病灶穿刺活检或每2～3个月的影像学检查随访，并结合甲胎蛋白水平以明确诊断；对于发现肝内有直径＞2 cm的结节，上述4种影像学检查无典型的肝癌特征，则需进行肝病灶穿刺活检或每2～3个月的影像学检查随访，并结合甲胎蛋白水平以明确诊断。

　　3. 有乙型肝炎或丙型肝炎病毒感染，或有任何原因引起的肝硬化者，如甲胎蛋白升高，特别是持续升高，应进行影像学检查以明确肝癌诊断；若上述4种影像学检查中只要有1项检查有典型的肝癌特征，即可以临床诊断为肝癌；如未发现肝内结节，在排除妊娠、慢性或活动性肝病、生殖腺胚胎源性肿瘤，以及消化道肿瘤的前提下，应密切随访甲胎蛋白变化以及每隔2～3个月进行1次影像学复查。

无法忽视的肝癌并发症

早期肝癌的症状一般无特异性，中晚期肝癌的症状则较多，常见的临床表现有肝区疼痛、腹胀、食欲减退、乏力、消瘦、腹水，进行性肝肿大或上腹部包块等；部分患者有低热、皮肤发黄、眼睛发黄、腹泻、呕血；肝癌破裂会出现急腹症、失血性休克等表现。合并肝硬化的肝癌患者常有肝掌、蜘蛛痣、男性乳腺增大、下肢水肿等表现。

一、肝癌转移的主要途径

1. 血行转移：肝癌的血行转移出现最早也最常见，癌细胞可通过血液循环转移至全身各部位，常见的器官有肺、肾上腺、骨（脊柱常见）、肾、脑等。

2. 淋巴转移：癌细胞可沿淋巴系统转移，其中肝门部淋巴结最为常见，也可转移至锁骨上、主动脉旁、胰腺、脾脏等处淋巴结。

3. 种植转移：较为少见，可种植于腹膜后形成血性腹水，女性偶有种植至卵巢。

4.直接浸润：较为少见，癌细胞偶尔可直接浸润至临近的组织、器官，比如膈肌、胃、结肠、网膜等。

二、肝癌常引发的并发症

（一）腹水

腹水是肝癌患者最常见的并发症，约一半以上的患者会出现不同程度的腹水，而出现腹水的最主要原因是肝脏内血管变化导致的门静脉高压。主要表现为：腹部隆起、面色晦暗无光泽、皮肤及巩膜黄染、腹壁静脉曲张，可能还会伴有腹痛、腹胀、恶心、乏力等。

（二）继发感染

肝癌晚期癌细胞发展迅速，对人体消耗极大，导致大部分患者免疫力低下。同时，肝脏受损影响其吞噬细菌的功能，也会降低患者的免疫力。在两大因素共同的影响下，肝癌患者很容易引起继发性细菌和病毒感染。

（三）癌栓

癌细胞在生长、繁殖、转移的过程中，由于动脉硬化或血管内壁损伤等原因，使得血管内部少量血液和癌细胞凝结，形成块状物，即癌栓。癌栓和血栓类似，都可以随着血液循环向全身各个器官进行流动，就会发生其他部位的栓塞。一旦血栓栓塞在心脏、脑部、肺部等重要部位，就可能引起严重的心、脑、肺梗死，甚至危及生命。

（四）上消化道出血

上消化道出血是肝癌较为危险的并发症之一，严重时可危及患者的生命。而上消化道出血的主要原因在于我国的肝癌患者往往合并肝硬化，并且随着肝癌的进展，肝硬化程度也会加重。这导致肝脏内血液循环发生改变，进而导致门静脉高压，而门静脉高压会导致其他静脉血管曲张，当门静脉压力继续升高时，可导致上消化道大出血。

（五）疼痛

疼痛可能发生在腹部或者肝癌细胞扩散的任何地方。通常是在疾病进展时感觉到，起初这种不适可能会来来去去，但随着时间的推移，它可能会持续下去。

（六）黄疸

对于肝癌患者，引起黄疸的因素有很多：一方面，由于肝细胞被破坏导致胆红素代谢异常；另一方面，由于肝脏无法正常排出胆红素，导致胆红素在体内蓄积而出现黄疸。黄疸的主要临床表现为皮肤、巩膜等组织的黄染，尿液颜色加深，可能还会出现腹胀、腹痛、恶心、呕吐等消化道症状。

（七）肝、肾功能异常

肝、肾功能异常是肝癌患者较为严重的并发症之一。其主要的原因在于肝癌细胞会导致门静脉高压，进而引起血管内的液体外流，血管内有效血容量减少，再加上肾内血流分布等因素，可能会引起肾功能异常，严重时可导致肝肾综合征。

（八）肝癌破裂出血

肝癌破裂出血是一种严重且致命的常见并发症，也是患者死亡的主要原因，多出现于终末期肝癌患者。癌组织可自发破裂，也可在外力作用下破裂。较轻微时，患者会出现腹部急骤疼痛，肝脏迅速增大，并出现血性腹水；严重时可导致出血性休克或者死亡。

（九）肝性脑病

肝性脑病是一种严重且致命的并发症。其导致的因素有很多，如上消化道出血、功能性肾衰竭、感染等，导致脑组织对各种毒性物质的敏感性提高，血—脑脊液屏障的通透性增加，进而引起脑病。肝性脑病起病迅速，表现为行为举止异常，如睡眠颠倒、烦躁、随意小便等，最后出现昏迷，也可能迅速进入昏迷。

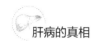

五、肝癌一定恶性吗?

医生日常说的肝癌通常指原发性肝癌,包括原发性肝细胞癌及胆管细胞癌,均为恶性肿瘤。而肝脏良性肿瘤不会被叫作肝癌,常见的包括肝血管瘤、肝局灶性结节增生(FNH)、肝脏腺瘤、单纯性肝囊肿、肝包虫病。在患有肝脏良性肿瘤的情况下,医生通常会直接告知其具体名称。所以当被告知您或您家属患有肝癌时,可以明确,医生所指的为恶性肿瘤。

六、肝癌的高危人群

1.患有慢性肝炎的人群:指的是乙型肝炎、丙型肝炎等,都是通过血液、性接触及母婴传播,都可变成慢性肝炎。目前,丙型肝炎是可以治愈的疾病,但是乙型肝炎还没有治愈的办法,只能通过抗病毒药物,抑制病毒复制,避免发展成为肝硬化和肝癌。

2.长期酗酒:酒精进入机体,主要由肝脏代谢,代谢产物对肝细胞损害很大,尤其对于患有慢性肝炎的人群,一定要严格禁酒。长期大量酗酒极易导致肝硬化、肝癌。

3.非酒精性脂肪肝:体重超标、肥胖容易引发脂肪肝,脂肪肝会加重肝脏负担,进而加速肝硬化、肝癌的发展。早期绝大多数脂肪肝患者无任何症状,严重的脂肪肝患者可出现皮肤瘙痒、食欲减退、恶心、呕吐等。因此,患者要管住嘴,迈开腿，减少高脂肪、高热量食物摄入，积极运动起来，控制体重，拒绝脂肪肝。

4.长期食用霉变的食物：霉变食品中的黄曲霉毒素为致肝癌物质，家中食物应妥善存放，而一旦发霉需即刻丢弃，切勿食用。

5.各种原因导致的肝硬化：肝硬化属于一种慢性肝病，可由一种或多种原因引起（如乙型肝炎、长期酗酒等）。一旦发生肝硬化，肝脏本身的功能和相关的血管会受到严重损害。肝硬化发展到一定程度之后，则进入肝功能失代偿期，患者会出现食欲下降、消瘦、乏力、鼻出血、低热、黄疸、腹水、双下肢水肿等。

肝癌切除术需要多学科评估

一、肝癌治疗的基本原则

肝癌最基本的治疗原则就是早期发现、早期治疗。目前，根据肝癌不同的临床分期采用的治疗手段也不完全一样。但总体原则是以手术治疗为主的多学科综合治疗。常见的治疗方法包括肝切除术、肝移植术、消融治疗、肝动脉栓塞术、放疗、系统抗肿瘤治疗，针对不同分期的肝癌患者选择合理的治疗方法可以使疗效最大化。

早期肝癌首选的治疗方式为根治性手术，以手术治疗为主，辅以系统性治疗，目的是延缓肿瘤复发，延长患者寿命，尽可能做到无瘤生活。

晚期肝癌的治疗方式为系统性治疗，目的是减轻患者痛苦，提高生活质量，尽量延长生存时间；如有可能实现肿瘤降期，可以获得手术机会。

合理治疗方法的选择需要有高级别循证医学证据的支持。目前，有序组合的规范化综合疗法治疗肝癌的长期疗效最佳，肝癌诊疗须重视多学科诊疗团队（Multidisciplinary team,

MDT）的诊疗模式，特别是对疑难复杂病例的诊治，从而避免单科治疗的局限性，提高整体疗效。

二、肝切除术的基本原则

1. 彻底性：完整切除肿瘤，切缘无残留肿瘤。

2. 安全性：保留足够体积且有功能的肝组织（具有良好血供及良好的血液和胆汁回流）以保证术后肝功能代偿，减少手术并发症、降低死亡率。

三、肝癌切除术的适应证

1. 肝脏储备功能良好的 CNLC Ⅰa 期、Ⅰb 期和Ⅱa 期肝癌的首选治疗方式是手术切除。既往研究结果显示，对于直径 ≤ 3 cm 的肝癌，手术切除和射频消融治疗疗效无显著差异，但是新近的研究显示，手术切除后局部复发率显著低于射频消融后，且手术切除的远期疗效更好。即使对复发性肝癌，手术切除的预后仍然优于射频消融。

2. 对于 CNLC Ⅱb 期肝癌，多数情况下不宜首选手术切除，而以 TACE 为主的非手术治疗为首选。如果肿瘤局限在同一段或同一半肝，可以同时进行手术切除、术中消融，即使肿瘤数目 > 3 个，手术切除仍有可能获得比其他治疗更好的效果，因此也推荐手术切除，但是需要更为谨慎地进行术前多学科评估。

3.对于 CNLC Ⅲa 期肝癌，绝大多数不宜首选手术切除，而以系统抗肿瘤治疗为主的非手术治疗为首选。如符合以下情况也可以考虑手术切除：①合并门静脉分支癌栓（程氏分型属Ⅰ型／Ⅱ型）者，若肿瘤局限于半肝内或肝脏同侧，可以考虑手术切除肿瘤并经门静脉取栓，术后再实施 TACE 治疗、门静脉化疗或其他系统抗肿瘤治疗；②门静脉主干癌栓（程氏分型属Ⅲ型）者术后短期复发率较高，多数患者的术后生存不理想，因此不是手术切除的绝对适应证。对于可以切除的有门静脉癌栓的肝癌患者，术前接受三维适形放疗，可以改善术后生存。

4.对于伴有肝门部淋巴结转移者（CNLC Ⅲb 期），可以考虑切除肿瘤的同时行肝门淋巴结清扫或术中外放疗。周围脏器受侵犯可以一并切除者，也可以考虑手术切除。

此外，对于术中探查发现不适宜手术切除的肝癌，可以考虑行术中肝动脉、门静脉插管化疗或术中其他的局部治疗措施，或待手术创伤恢复后接受后续 TACE 治疗、系统抗肿瘤治疗等非手术治疗。

四、肝癌切除术的禁忌证

无法行根治性切除；经术前评估，其心、肺、肾等功能无法耐受全麻手术；经术前评估，其肝脏储备功能较差，无法耐受手术切除。

五、肝癌手术对肝功能的影响

　　肝癌手术因行部分肝脏切除，在围手术期会造成肝功能波动，常表现为转氨酶和胆红素升高、白蛋白降低等，经术后保肝治疗，这些指标均可恢复正常。术前肝脏储备功能评估完善的情况下，肝癌手术的安全性极高，术后肝衰竭发生率不足3%。康复后剩余肝脏功能完全够人体正常生理活动所需，不会影响生理功能。

肝移植是一种根治性治疗

肝移植是肝癌根治性治疗手段之一，尤其适用于因肝功能失代偿导致的不适合手术切除及消融治疗的肝癌患者。

一、肝癌行肝移植适应证

国际上主要采用米兰（Milan）标准、美国加州大学旧金山分校（UCSF）标准等，国内尚无统一标准，已有多家单位和学者陆续提出了不同的标准，包括上海复旦标准、杭州标准、华西标准和三亚共识等，这些标准对于无大血管侵犯、淋巴结转移及肝外转移的要求都是一致的，但是对于肿瘤大小和数目的要求不尽相同。上述国内标准在未明显降低术后总体生存率的前提下，均不同程度地扩大了肝癌肝移植的适用范围，使更多的肝癌患者因肝移植手术受益，但是需要多中心协作研究以支持和证明，从而获得高级别的循证医学证据。

根据 2022 版《中国原发性肝癌诊疗指南》，现阶段推荐采用 UCSF 标准，即单个肿瘤直径 ≤ 6.5 cm；肿瘤数目 ≤ 3 个，其中最大肿瘤直径 ≤ 4.5 cm，且肿瘤直径总和 ≤ 8.0 cm；无大血管侵犯。

二、肝移植术后的康复

患者需要自我监测每日的生命体征和尿量、大便情况、按时服药、注意药物的副作用。每周测 1～2 次血压，并接受血药浓度、肝、肾功能情况检测，医生会根据检查结果调整服药量。同时，饮食要规律、活动要适度（早晚散步时间不宜过长，每次控制在 30 分钟内）。在必要的时候，可以定闹钟提醒每日用药、饮食、活动。同时，患者家属在生活上及心理上应该关心患者，给予心理支持，避免患者情绪波动影响心理健康。

在医生和护士的指导下观察有无排斥反应发生及病毒再活跃情况，如出现发热、畏寒、疲乏、咳嗽、呕吐、头痛、腹痛、腹泻、高血压、四肢震颤、下肢水肿、黄疸等症状时，应及早就医，以免延误病情。

医生会调整抗排斥药物，根据血药浓度进行调整，这个调整是缓慢的，每次剂量持续时间至少 3 个月左右。同时也会监测有无肝炎或肝癌、心血管病、移植后糖尿病的发生。患者不能忽视随访，更不能擅自减药或恢复酗酒，应该加强随访的自觉性，保持良好的生活习惯和行为。

肝癌的放疗、化疗、分子靶向治疗

肝癌的放疗：放疗分为外放疗和内放疗。外放疗是利用放疗设备产生的射线（光子或粒子）从体外对肿瘤照射；内放疗是利用放射性核素，经机体管道或通过针道植入肿瘤内进行照射。

一、放疗

1.适应证：CNLC Ⅰa、部分Ⅰb期肝癌患者，如无手术切除或消融治疗适应证或不愿接受有创治疗，可以酌情考虑采用外放疗作为治疗手段［215–221］（证据等级2，推荐B）。CNLC Ⅱa、Ⅱb期肝癌患者，TACE联合外放疗可以改善局部控制率、延长生存时间，可以适当采用。CNLC Ⅲa期肝癌患者如果有手术指征，行术前新辅助放疗或术后辅助放疗可延长生存；对于不能手术切除的，可以行姑息性放疗，或放疗与肝动脉介入治疗（TACE）等联合治疗，延长患者生存时间。CNLC Ⅲb期肝癌患者如果有部分单一转移灶，可以行放疗，延长生存时间；如有淋巴结、肺、骨、脑或肾上腺等转移灶，外放疗可以减轻转移灶相关疼痛、梗阻或出血等症状，延长生存时间。一部分无法手术切除的肝癌患者放疗后肿瘤缩小或降期，可以转化为手术切除；外放疗也可以用于等待肝癌肝移植术前的桥接治疗。

2. 禁忌证：肝癌患者如肝内病灶弥散分布，或 CNLC Ⅳ 期者，不建议行外放疗。

3. 主要并发症：放射性肝病（RILD）是肝脏外放疗的剂量限制性并发症，分典型性和非典型性两种：典型性 RILD：碱性磷酸酶是正常值上限的 2 倍、无黄疸性腹腔积液、肝肿大；非典型性 RILD：碱性磷酸酶是正常值上限 2 倍、谷丙转氨酶是正常值上限或治疗前水平的 5 倍多、肝功能 Child-Pugh 评分下降 2 分及以上，但是无肝肿大和腹腔积液。

内放疗是局部治疗肝癌的一种方法，该方法包括钇 -90 微球疗法、碘 -131 单抗、放射性碘化油、碘 -125 粒子植入等。粒子植入技术包括组织间植入、门静脉植入、下腔静脉植入和胆道内植入，分别治疗肝内病灶、门静脉癌栓、下腔静脉癌栓和胆管内癌或癌栓。

二、化疗

肝癌的系统化疗方案较少，目前 2022 版《我国原发性肝癌诊疗指南》推荐 FOLFOX4（包括奥沙利铂、氟尿嘧啶、亚叶酸钙）方案，其在我国被批准用于一线治疗不适合手术切除

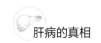

或局部治疗的局部晚期和转移性肝癌。

三、分子靶向治疗

由于肝癌起病隐匿，首次诊断时只有不到30%的肝癌患者适合接受根治性治疗。即使行根治性治疗，肝癌复发转移的风险也很高，因此系统抗肿瘤治疗非常重要，而靶向治疗是系统治疗的重要组成部分，其在中晚期肝癌的治疗过程中发挥重要的作用，可以控制疾病的进展，延长患者的生存时间。其适应证主要为：CNLC Ⅲa、Ⅲb 期肝癌患者；不适合手术切除或 TACE 治疗的 CNLC Ⅱb 期肝癌患者；TACE 治疗抵抗或 TACE 治疗失败的肝癌患者；根治性术后高危复发患者。

（一）一线靶向药物

1. 仑伐替尼：其适用于不可切除的肝功能 Child-Pugh A 级的晚期肝癌患者。全球多中心临床Ⅲ期对照研究显示，其中位生存时间[①]不低于索拉非尼组，仑伐替尼组中位无进展生存时间显著优于索拉非尼组，疾病进展风险下降34%。常见不良反应为高血压、蛋白尿、腹泻、食欲下降、疲劳及手足综合征等。

2. 多纳非尼：在我国已被批准用于既往未接受过全身系统

---

① 中位生存期又称为半数生存期，表示有且只有50%的个体可以活过这个时间。

性抗肿瘤治疗的不可切除肝癌患者。与索拉非尼相比，多纳非尼能够明显延长晚期肝癌的中位生存时间，死亡风险下降17%。多纳非尼和索拉非尼两组的中位无进展生存时间相似，但多纳非尼组具有良好的安全性和耐受性。最常发生的不良反应为手足皮肤反应、谷草转氨酶升高、总胆红素升高、血小板降低和腹泻等。

3. 索拉非尼：其是最早用于肝癌系统抗肿瘤治疗的分子靶向药物。多项临床研究表明，索拉非尼对不同国家地区、不同肝病背景的晚期肝癌患者都能起到一定的延长生存期的疗效。索拉非尼可以用于肝功能 Child-Pugh A 级或 B 级患者，但是相对于肝功能 Child-Pugh B 级，Child-Pugh A 级的患者生存获益比较明显。治疗过程中应定期评估疗效和监测毒性。常见的不良反应为腹泻、手足综合征、皮疹、高血压、食欲减退及乏力等，一般发生在治疗开始后的 2 ~ 6 周。治疗过程中需要密切监测血压，定期检查肝、肾功能、HBV-DNA、血常规、凝血功能及尿蛋白等。在治疗过程中，还需要注意心肌缺血风险。

（二）二线靶向药物

1. 瑞戈非尼：其被批准用于既往接受过索拉非尼治疗的肝癌患者。国际多中心研究评估了瑞戈非尼用于索拉非尼治疗后出现进展的肝癌患者的疗效和安全性。其结果显示，与安慰剂对照组相比，瑞戈非尼组患者死亡风险显著降低 37%，疾病进展风险下降54%。常见不良反应为高血压、手足处皮肤脱皮、乏力及腹泻等。其不良反应与索拉非尼类似，因此，不适合用于那些对索拉非尼不能耐受的患者。

2. 阿帕替尼：甲磺酸阿帕替尼是我国自主研发的小分子靶向新药，已被批准单药用于既往接受过至少一线系统性抗肿瘤治疗后失败或不可耐受的晚期肝癌患者。阿帕替尼二线治疗中国晚期肝癌的临床研究结果表明，与安慰剂相比，阿帕替尼可显著延长晚期肝癌患者的生存期，死亡风险降低21.5%，疾病进展风险下降52.9%。常见并发症有高血压病、蛋白尿、白细胞减少症及血小板减少症等。

此外，在中西医结合临床医学体系指导下，采取病证结合临床诊疗模式，运用中国医药学方药、现代中药制剂及中医药特色诊疗技术，在肝癌的围手术期、术后辅助治疗期、随访康复期、姑息期等不同时期，配合西医治疗可达到有效控制症状、保驾护航、预防复发转移及延长生存的作用。

介入手术前后，患者要学会的事情

　　肝动脉介入治疗（TACE）是公认的肝癌非手术疗法的首选方法，其在控制局部肿瘤、抑制肿瘤进展、延长患者生命及控制患者病情方面被证实是有效且可靠的。

　　在介入前应了解治疗的目的、操作过程、配合要点及术后可能出现的不良反应（发热、胃肠道反应、出血、造影剂过敏等）、应对措施和注意事项，减轻心理顾虑。保持皮肤清洁，练习床上解小便，学会屏气练习：先深吸气，然后憋气（默数10秒），最后正常呼吸。术前4～6小时禁食水。

　　术后要保持平卧，手术侧肢体不打弯，卧床制动期间床上排尿，术后6小时仍无法排尿者可导尿，术后半小时如无明显胃肠道反应，可进食清淡、易消化食物，术后3天适当增加饮水量，注意观察有无发热、疼痛、恶心、呕吐、局部血肿、尿潴留、股动脉栓塞等不良反应及并发症，及时和医务人员报告。

化疗前后，患者应理智看待不良反应

在化疗前后，患者及家属应与医护人员积极配合，做好以下几方面。

1. 保持情绪安定，树立信心。

2. 认识化疗的不良反应：常见的不良反应有感染、出血、贫血、恶心、呕吐、腹泻、便秘、脱发、口腔溃疡、疲劳、手指麻木感或麻刺感、无食欲、静脉炎等等，并具有很大个体差异，而且与治疗效果并无直接关系。必须指出的是，患者的一些不良反应可对化疗过程造成障碍，甚至导致化疗方案的改变或停止化疗，故客观评价不良反应对医生做出判断尤为重要。

3. 改善全身情况：对于贫血、白细胞低，要尽量治疗，营养状况差的患者应积极补充营养。宜选择碱性食物，有助于控制恶心、呕吐症状，缓解胃部不适；细嚼慢咽；选择高营养、高热量饮食，并且多饮水；多食水果、蔬菜，以保持大便通畅。

4. 口腔卫生：每日用漱口液含漱 2～3 次，以保持口腔清洁，预防口腔黏膜溃疡。若发生口腔溃疡且面积大，疼痛较甚，可在溃疡表面涂 2% 利多卡因液或将口腔溃疡散敷于溃疡面，并用小型紫外线照射仪局部照射，同时要多饮水。

5. 个人卫生：培养良好的个人卫生习惯，勤换内衣，勤洗手，输液前后应用消毒液清洁手，以避免皮肤感染；女性患者应每日清洗会阴部，以避免会阴部感染。

6. 避免受孕：一般来说，患者并不是不能过性生活，但应有节制，且在化疗期间应当避免受孕。相当一部分抗肿瘤药物都具有致突变、畸变的作用，对妊娠头 3 个月的影响尤为突出。

7. 预防感染：化疗可引起白细胞尤其是粒细胞减少，还可抑制免疫功能，使患者在不知不觉中并发多种感染。为防止交叉感染，应不串病房，不去人多的地方，减少户外活动，避免感冒。

8. 脱发：化疗后开始脱发，不必惊慌，脱发是化疗期间出现的一过性现象，停止用药一段时间后，脱落的头发会重新生长出来，所以患者化疗后不用担心。减轻脱发的方法：①选用温和的洗发水；②使用较软的梳子；③低温吹干头发；④避免染发、烫发；⑤将头发剪短；⑥脱发后戴帽保护。如您在头发稀疏或秃顶阶段想要外出会友可用假发、化妆等形式改变自我形象，但更重要的是要调节自我心态，正确对待。

9. 定时抽血检查：化疗后 2 周内每周抽血 2 次，共查血象 4 次，根据需求查电解质、肝功能、肾功能。

10. 其他注意事项：除以上化疗不良反应以外，还有心脏、神经、皮肤毒性反应，有时还有体液潴留、过敏等，医生会针对个人的情况采取必要措施，患者及家属也要重视这些情况，如有异常及时与医护人员联系。

放疗前后，患者需要注意的细节

肿瘤的放疗是利用各种放射线，如光子类的 X 线、γ 射线及粒子类的电子束、中子束等抑制或杀灭肿瘤细胞。患者在接受放疗期间要注意以下几点。

1. 消除紧张、恐惧心理，主动积极配合。

2. 放疗期间患者体内有大量肿瘤代谢产物，应多喝水，每天 2500～3000 mL，观察小便量，使代谢物尽快排除体外。

3. 放疗后，放射区内皮肤萎缩、变薄、软组织纤维化、毛细血管扩张，可出现放射性的皮肤反应，故放疗期间应注意：①保持局部皮肤清洁、干燥、防止感染；②照射野画线十分重要，治疗期间切勿擦去，如发现有褪色，告诉医生重新描画，切勿自行描记，以免发生意想不到的伤害；③放疗照射一定次数后，皮肤会有灼热、干燥、瘙痒的感觉，这时切忌搔抓，注意用电动剃须刀刮胡须，防止损伤皮肤造成感染；④避免阳光直接照射，外出时可打遮阳伞，衣服不宜紧裹，应尽量敞开散热。凡是潮湿不透风的部位，放疗引起的皮肤反应多较重，如腋窝、腹股沟等部位，在放疗期间要注意保持干燥，注意通风。

4. 应供给热量充足、蛋白质和微生物丰富的饮食，如蛋类、奶类、鱼类等，多吃新鲜蔬菜和水果；品种多样化，粗细粮搭配，不偏食；食物加工以蒸、煮、炖等易消化的方式为主，不用油炸、烧烤。

5. 适当的活动有利于健康，并请注意调整好睡眠时间，注意按时午休，晚上 10 点前就寝，有利于恢复健康。

6. 定期复查，出院后 1～3 个月复查，以后每 3 个月复查一次，然后每半年复查一次，如有异常，请及时到医院就诊。

肝癌切除术与肝移植前后，患者要配合做的调整

一、术前注意事项

术前积极配合医生进行全身评估，了解肝移植术对患者的重要性和必要性，减少自身的恐慌和紧张情绪，饮食上以高蛋白质、高糖、高维生素、适量脂肪、低钠饮食为主，做好个人卫生、沐浴更衣，做好手术区皮肤准备，做好肠道准备：术前3天进半流食，口服肠道抗生素，手术前一晚和当天清晨进行清洁灌肠。

二、术后应注意的事项

1. 禁止重体力劳动，锻炼要循序渐进，以不感到劳累的有氧运动为最佳的活动方式，如游泳、散步和慢跑，建议每周3次，每次20～30分钟为宜。

2. 饮食从流食逐渐过渡到普食，少食多餐，多进食富含蛋白质、维生素及钙的食物，如瘦肉、鱼类、鸡蛋、奶制品、蔬菜、水果等，保证食物的清洁卫生，少吃火锅及类似饮食，

限制胆固醇；食用提高免疫功能的食物及保健品，如人参、燕窝、蜂王浆、鳖、乌鸡、食用菌（木耳、银耳、蘑菇等）；避免食用有刺激性、腌制食物及未煮熟的食物，如烧烤、生鱼片、辛辣的食物等；戒烟戒酒，禁饮咖啡、浓茶。

3. 了解免疫抑制药治疗的重要性、排斥反应的常见表现（不明原因的发热、食欲减退、肝区不适或疼痛、腹水增加、肤黄目黄等）和免疫抑制药的不良反应，如发现排斥反应请及时与医生联系。

4. 根据自身家庭状况和经济情况，争取单位领导的理解和支持，保证康复后重返工作岗位的能力。

5. 尽量不要到人群聚集的地方去，外出戴口罩，饭前便后应洗手，注意个人卫生，避免感染。

6. 前 6 个月时，每月到医院进行 1 次检查，主要查肝功能、肾功能、血常规、血糖、血药浓度等，根据血药浓度和肝功能及时调整药物剂量，以后延长至 2 ～ 3 个月检查一次，知道预防感染及病情的自我监测，出现发热、腹痛、腹泻、黄疸、粪便发白、尿少等情况及时去医院就诊。

应对治疗期间的不良反应

在肝癌治疗的过程中，不论是手术、介入、靶向治疗还是免疫治疗，患者都会出现不同程度的不良反应。不良反应也需要及时治疗，严重的不良反应会影响整个治疗的推进，甚至威胁到患者的生命。

下面给大家整理出一些肝癌治疗期间常见的不良反应，希望大家能够从中获益，提高自己的生活质量，根据自己的实际情况采取相应的解决措施，如果出现严重的不适，请及时到医院就诊。

一、皮疹

1. 轻度皮疹：一般不需要药物剂量的调整，局部使用 1%～2.5% 氢化可的松软膏或 1% 克林霉素软膏或红霉素软膏；皮肤干燥伴瘙痒者，可使用薄酚甘油洗剂或苯海拉明软膏涂瘙痒局部。

2. 重度皮疹：可以酌情考虑减量或推迟治疗（需要听从医生建议）。

注意事项：

①注意皮肤护理，减少日晒时间，出门用遮阳伞。

②每天保持皮肤的清洁与湿润，温水洗浴后适当涂抹保湿乳霜。

③治疗过程中需穿宽松、透气的鞋子，坚持温水沐足后涂抹润肤霜，预防发生足部皮藓。

④及时修剪指甲，勿抓挠皮肤。

二、腹泻

1. 首次出现时即应开始对症治疗，常用的药物有盐酸洛哌丁胺片和呋喃唑酮片。

2. 对于中度腹泻患者，给予盐酸洛哌丁胺片，首次剂量4 mg，维持剂量2 mg，直到腹泻停止。

3. 腹泻严重，口服酪酸梭菌活菌片。

4. 对症处理后仍不能缓解的则应减量或停药。需要注意的是，对于高龄患者，尤其是80岁以上患者，如果出现腹泻，应当给予全身支持治疗。

注意事项：

①清流质饮食，如水、淡茶、果汁、肉汤等，少吃多餐，不吃特别热的或辣的食物，戒烟禁酒。

②避免牛奶和奶制品，因为这些食物有可能令腹泻更为严重。

③增加含钾食物的摄入，如香蕉、土豆、杏和运动饮料等。钾是人体内非常重要的矿物质，腹泻时非常容易丢失。

④记录排便的频次和量。

⑤腹泻时要注意保持肛周清洁，可以在每次如厕后使用温和的皂液清洁局部，然后用温水冲洗干净，最后轻轻擦干；或使用湿厕纸清洁。

⑥按医生处方服用治疗腹泻的药物。

三、口腔黏膜炎

1. 轻度：每日局部使用泼尼松龙软膏 2 ～ 3 次。

2. 中度：每日局部使用泼尼松龙软膏 2 ～ 3 次。每日口服红霉素 250 ～ 350 mg 或米诺环素 50 mg，无须减量。

3. 重度：停药 2 ～ 4 周，降至 2 级可继续用药，如无改善，停药。每日 2 ～ 3 次氟倍他索软膏。每日口服红霉素 250 ～ 350 mg 或米诺环素 50 mg。

注意事项：

①对于 1 级和 2 级症状较轻的患者，在这期间可以使用一些医院开的漱口液帮助伤口愈合，尽量不要选择市场上的漱口液，因为那些漱口液酒精含量比较高，会刺激口腔黏膜，可以使用生理盐水或碳酸氢钠。

②保持口腔湿润和清洁，饭后睡前可以使用软毛刷刷牙，尽量不要使用含氟牙膏。

③平时尽量避免食用粗糙、辛辣、生冷等刺激性较大的食物。

四、口腔溃疡

可以使用桂林西瓜霜、口腔溃疡散、维生素 B_2、善存片、甲硝唑片消炎等。

注意事项：

①可以使用小手电和压舌板检查自己的口腔。如果有假牙，请在检查前取出。如果出现异常，及时告诉主管医生。

②可以按以下计划护理自己的口腔：当醒着的时候，每隔 4 小时护理一次；吃完东西 30 分钟内护理一次。

③使用软毛牙刷，在刷牙前使用热水烫牙刷使其更软。如果这样依然觉得疼痛，可以使用海绵或纱布擦拭口腔，清洁牙齿。

④在两顿饭之间规律地取下并清洁假牙，不用时将它们放在含有抗菌液的水中浸泡。如果溃疡就在假牙下，不吃东西的时候尽量不要佩戴假牙。

⑤可以尝试在饭后和睡前用漱口水漱口，漱口水使用之前请充分摇匀。

⑥少量多餐。可以将食物打碎后食用，吃些软的、含水分多的食物；不要吃太咸、太辣或太甜的食物；创造一个愉快的就餐环境。

五、乏力

注意休息，劳逸结合。白天可以适当进行一些体力劳动，坚持体育锻炼，睡前半小时之内建议不要进行运动；避免在晚上摄入大量食物；保证充足睡眠。

六、肌肉关节疼痛

1. 轻度疼痛可不用进行特殊处理，采用热敷的方式进行缓解即可。

2. 对于出现中度或重度肌肉关节痛的患者，可口服低剂量的类固醇药物（0.5 mg/kg.d），可以有效缓解症状。

3. 对于严重性肌肉关节疼痛，应及时前往医院，寻求医生的帮助。

七、鼻腔出血

可在睡觉前往鼻孔里涂眼药膏，目的是保湿，使鼻腔里的毛细血管破裂数量减少。不过只要抠鼻子时小心，动作轻柔，就不必涂眼药膏。

肝癌患者的饮食

下面为大家介绍肝癌患者的饮食指导。

1. 平衡饮食：肝癌患者消耗较大，必须保证有足够的营养。衡量患者的营养状况的好坏，最简单的方法就是能否维持体重。而要使体重维持在正常水平，最好的办法就是保持平衡膳食。患者还应多吃新鲜蔬菜，而且一半应是绿叶蔬菜。

2. 脂肪与蛋白质：摄入脂肪过多会影响和加重病情，而低脂饮食可以减轻肝癌患者的恶心，呕吐、腹胀等症状。肝癌患者应多吃富含蛋白质的食物，尤其是优质蛋白，如瘦肉、蛋类等，以防白蛋白减少。

3. 维生素：维生素 A、维生素 C、维生素 E、维生素 K 等都有一定的辅助抗肿瘤作用。维生素 C 主要存在于新鲜蔬菜、水果中；胡萝卜素进入人体后可转化为维生素 A，所以肝癌患者应多吃动物肝脏、胡萝卜、菜花等。同时还应多吃些新鲜蔬菜和水果，如萝卜、南瓜、竹笋等。

4. 无机盐：即矿物质。营养学家把无机盐分为两类：常量元素，如钙、钠、钾等；微量元素，如硒、锌、碘等。科学家发现，硒、铁等矿物质具有抗癌作用。故肝癌患者应多吃含有抗癌作用微量元素的食物，如大蒜、香菇、芦笋、动物肝、肾，以及人参、枸杞子、山药等。

5. 易消化的食物：肝癌患者多有食欲减退、恶心、腹胀等消化不良的症状，故应进食易消化食物，如酸梅汤、鲜橘汁、果汁等，以助消化且有止痛作用，进食切勿过凉、过热、过饱，宜食开胃降逆的清淡食物，如杏仁露、藕粉、玉米糊等，忌食重油肥腻。

6. 益气养血：手术后患者多因伤及气血而致全身乏力、四肢酸软、食欲减退，应以益气养血为主。可食用鲫鱼汤、乌鸡汤、人步茶等，忌食坚硬生冷食物。

7. 补正气：肝癌晚期患者多处于全身衰竭状态，进食困难，应以扶正为主，除增加营养外，常用西洋参或白参泡水饮用，以增强其各脏器功能。有消化道出血的患者在止血后才可以进食，饮食中一定要注意少粗纤维或无粗纤维，避免机械刺激出血的伤口；避免刺激胃黏膜血管的变化；少食多餐，以减少胃肠道的负担。

选择适合的锻炼方式

有学者表示，适当的运动对于癌症患者而言，不仅有助于提高患者的体能水平、免疫功能，同时，对癌症患者身体成分的良性发展、补体系统的优化也具有积极意义，并且还将有效缓解患者的癌性疲劳症状，具有一定的情绪缓解作用。

哪些运动最适合肝癌患者，哪些运动对于肝癌防治有积极意义和较好效果，给出以下建议。

适合肝癌患者的运动类型相对广泛，但鉴于癌症影响下的体力及体能水平下降，目前临床上对肝癌患者的运动指导以有氧运动为主。适合肝癌患者的有氧运动，包括运动量相对小且速度缓慢的散步、慢跑、太极、瑜伽等。虽然肝癌患者应该积极进行身体的锻炼，但需要记住要适当运动，不能过度劳累。同时要避免一些可能导致肝脏受伤的项目，如篮球、足球运动，防止肝脏所在区域也就是右下腹位置受到撞击。

总而言之，以患者的身体状况及病情来选择合适的运动方法。只要不是剧烈运动，一般有氧运动（如散步、慢跑、打太极、做瑜伽等）都是比较适合的，当然也是肝癌最怕的运动。

让患者远离不良情绪

对于肝癌患者，积极心态＋规范治疗才能取得最好的治疗效果！

一、家庭心理疏导

1.患者出现不良情绪时，家属应帮助患者调整心态，重新增强抗癌的信心。

2.家属需多给予患者安慰和鼓励，认真倾听，用心陪伴，为患者树立信心，使患者振作起来才是根治不良情绪的最好方式。

3.建议患者多接受正面积极的信息，坚定以乐观的心态面对癌症，拒绝负面情绪。

二、病友交流

1.癌症患者和家属互助小组在欧美国家的发展已经很成熟。研究显示，参加互助小组的人比不参加的人的焦虑水平更低。

2. 肝癌患者是身心极度痛苦的特殊群体，通过病友交流的方式，使情绪释放和表达，压力得到缓解，有助于早日走出病魔的阴影，重燃生活的希望。

肝癌患者想知道的九件事

一、食物发霉能够诱发肝癌吗?

1. 食物发霉不会直接引起肝癌的发生,但是会非常直接地影响肝功能,肝功能不好会诱发肝癌的出现;发霉食品含有黄曲霉毒素,可引起肝功能损害,诱发肝癌的出现。

2. 变味的食品、有油渍的筷子等,应注意避免食用和使用。在我国的肝癌高发区(如江苏的启东、广西的扶绥)发现,当地的粮食污染黄曲霉毒素较严重;而在非洲的肝癌高发区(如乌干达)调查发现,当地的粮食(如玉米等)污染黄曲霉毒素较严重。因此,流行病学研究证据显示,粮食污染黄曲霉毒素和肝癌的发生有密切关系。

二、肝硬化最后是不是都会发展为肝癌?

日常生活中,我们经常能听到人们谈论"乙型肝炎—肝硬化—肝癌三部曲"。所谓"三部曲",即感染了乙型肝炎病毒,患上慢性乙型肝炎,进一步发展到肝硬化,最终罹患肝癌。那么，得了乙型肝炎就一定会发展成肝癌吗？"三部曲"的过程能不能被阻断呢？

第一部曲是患上慢性乙型肝炎。慢性乙型肝炎病毒感染一般可分为4个期，即免疫耐受期、免疫清除期、低复制期和再活动期。在这个阶段中，免疫清除期和再活动期的患者病情进展快，再活动期或低复制期的患者病情最稳定。我们尽量使病情处于低复制期，避免病情活动，也是现有条件下治疗的基本目标。

第二部曲是肝硬化阶段，反复的病情活动，肝脏的持续损伤是肝硬化的主要原因。肝硬化又分为代偿期和失代偿期。代偿期肝硬化病情相对稳定，无并发症，如果治疗恰当可以维持正常生活很多年；失代偿期肝硬化是肝硬化比较严重的阶段，患者会出现肝昏迷、腹水、腹膜炎、消化道出血或肝肾综合征等并发症，通常这个阶段的患者平均存活期为5～7年。

三部曲的最后一部是肝癌，原发性肝癌是临床上最常见的恶性肿瘤之一。肝癌的发生的确与肝硬化有很大关系，非肝硬化的患者较少发生肝癌，肝硬化患者中肝癌的年发生率为3%～6%。肝癌的发生也与乙型肝炎病毒的量有很大关系。另外，年龄大、男性、转氨酶水平高、有肝癌家族史也是肝癌发生的重要危险因素。

因此，对于"三部曲"正确的认识应该是：慢性乙型肝炎是肝硬化、肝癌发生的最重要的基础，肝硬化、肝癌是乙型肝炎发展的最终结果。但是，三部曲不是每个乙型肝炎患者的必然之路，只是很小部分的乙型肝炎患者会发生肝硬化，甚至肝癌。只要能正确地认识三部曲的发生发展规律，及早地进行监测、预防和治疗，三部曲的链条是有可能打破的。同时，戒酒、保持良好心情更为重要。

三、为什么晚期肝癌的生存期短?

大约 80% 的肝癌患者一经发现就已到晚期，患者出现了食欲不振、消瘦、腹水、肝区疼痛、右上腹肿块等典型症状，这些患者生存期大多在半年之内，所以人们一提到肝癌就谈"癌"色变，非常惶恐。肝癌从早期出现癌变到出现典型自觉症状，大约需要 1 年的时间，但这一阶段的肝癌很少有症状，对患者身体健康及日常生活没有任何影响，所以很难在早期阶段发现，而早期肝癌是治疗的最佳阶段。

发现早期肝癌其实并不困难，定期进行检查就是早期发现的一个有效办法。患有慢性肝炎的患者或者乙型肝炎病毒携带者，是肝脏发生癌变的高危人群，建议这些人群最好能每 3 个月或者半年到医院进行一次检查，通过 B 超及肝癌标志物甲胎蛋白（AFP）检查，多数患者可以在癌变早期阶段发现，达到早发现、早治愈的目的。

四、肝癌患者肚子突然变大是怎么回事?

肝癌患者肚子越变越大，有以下几方面原因。

1. 肿瘤生长快速，病灶比较大，压迫腹壁，会造成肚子变大。

2. 肝癌患者常常伴有腹水，当腹水量比较大时，也会表现为肚子大。肝硬化、低蛋白血症等都会导致腹水。

3. 肝癌转移到腹腔腹膜时，会引起癌性腹水，外在表现为肚子变大。

4. 消化不良导致胃胀气、胃肠功能紊乱，也会导致患者肚子胀大。

导致肝癌患者肚子变大的原因有很多，因此不可自行判断，进一步详细检查后，了解肚子变大的原因，可以根据腹水的量对症治疗，病情会有好转。

五、肝癌患者可以有性生活吗？

肝癌的发生不论男女，其中也不乏一些年轻人，而年轻人正处于性欲比较旺盛的阶段，他们很多在患上肝癌后也需要通过性生活来解决自己的生理需求，总有一些人认为在患上肝癌后是不能够进行性生活的，那到底是不是这样？一起来了解一下。

1. 针对一些早期的肝癌患者，如果肝脏肿瘤不大，且不位于肝被膜下，不存在易破裂性，患者一般状态较好的话，那么就可以过性生活。肝癌患者术后，肿瘤被切除，术后恢复良好，也是可以过性生活的。肝癌晚期患者，经过靶向治疗、免疫治疗，肿瘤控制良好，并发症发生风险较低的情况下也可以过性生活。总之，在积极的治疗后效果良好，体质佳，这种情况下可以有正常的生活，只要注意适当节制即可。

2. 如果肝癌患者有合并轻微的症状，如营养不良、低白蛋白血症、少量腹水、体质弱等，这种情况下需要注意严格控制性生活。特别是肝癌晚期的患者，全身状况差，肝脏肿瘤较大，位于肝被膜下，存在破裂高度风险时，是禁忌性生活的。性生活时是要非常注意以下两点：一个是动作不要太过于剧烈，要尽可能避免对腹部的压迫，可以选择更加适合的姿势；另一个就是时间不要过长，尽量避免过度消耗体力，这样也是不适合的。

3. 非常重要的一点，就是在我们国内，很多肝癌患者是有乙型肝炎的，而乙型肝炎患者体液里面含有乙型肝炎病毒。在这种情况下，过性生活的时候还要注意尽量避免传染你的配偶，要注意保护对方。

六、预防肝癌从小事做起

1. 去除危险因素：绝大部分肝癌都是有危险因素背景的，在中国主要是乙型肝炎、丙型肝炎、酗酒、黄曲霉毒素，没有以上危险因素，肝癌发生率是很低。因此，预防肝癌首先是去除危险因素，肝炎患者应积极治疗，饮酒者需要戒酒，远离黄曲霉毒素等。

2. 定期复查：能够在疾病的早期发现病变，体检的项目包括肝功能，甲胎蛋白和肝脏彩超，必要时做肝脏 CT 或者 MRI，甚至是肝脏穿刺活检。建议大家从 40 岁起，开始接受上面的体检项目。早期肝癌的治疗效果是非常好的，肿瘤直径 < 3 cm 的肝癌，5 年生存率在 90% 以上。所以要早发现，早治疗。

3. 喝咖啡：其可降低肝癌发生率，临床研究和实验室研究表明，饮用咖啡对慢性肝病有保护作用，包括肝硬化和肝癌，慢性肝病的死亡风险降低 49%。咖啡因是 A2 aA 受体的非选择性拮抗剂，激活 A2 aA 会刺激肝星状细胞产生胶原，而星状细胞是纤维化的主要介质，咖啡中的活性成分可能包括绿原酸和咖啡醇，这些成分在动物实验中可以防止肝纤维化。所以对慢性肝病患者来说，喝咖啡也是一种比较简单实用的干预模式；

4. 维生素 D：高水平的维生素 D 还能够降低 30% ～ 50% 的肝癌发生率，相比女性而言，这种关联在男性机体中表现更为明显。

5. 绿茶：其提取物 EGCG 及其复合物，在一些细胞实验和流行病学中显示有预防肝纤维化、降低肝癌的作用。

6. 益生菌：肝癌患者的肠道菌群组成发生了显著变化。与健康受试者相比，肝癌患者的粪便菌群多样性明显下降。与无肝癌的肝硬化患者相比，肝癌患者的粪便中拟杆菌属、瘤胃球菌属、肠球菌、考拉杆菌属和颤螺菌属的丰度增加，而双歧杆菌和布劳特氏菌属的丰度减少。双歧杆菌或布劳特氏菌属等抗炎症细菌的缺乏会加重肠道和肝脏的炎症反应，导致肝癌的发展和进程。所有这些观察结果表明，利用益生菌调节肝硬化患者和高肝癌风险者的肠道菌群，可以降低肠道通透性，抑制菌群介导的肝癌发生过程。所以，维持肠道菌群平衡，可以达到预防肝癌的作用。

7. 全谷物和膳食纤维：增加全谷物或谷物纤维的摄入量可能成为肝细胞癌一级预防的潜在策略。多吃全谷物和膳食纤维可以改善肠壁完整性、肠道菌群的组成及有益代谢，肠道健康也可能降低肝细胞癌等肝脏疾病的发展。常见的全谷物食品包括全麦面包、燕麦片、藜麦、糙米和小米等。但一些精加工食品则不属于这个范畴，只因其膳食纤维含量并不高。

七、肝癌的治愈希望

肝癌是一种常见的恶性肿瘤，在很多人的旧观念里癌就是死亡，就是绝症，是不治之症。下面让我们来揭开肝癌的面纱。

（一）早期肝癌的治愈希望

目前，对于体检当中发现或者是发现的时候处于比较早期的肝癌，根据中国抗癌协会肝癌专业委员会拟定的分期标准，早期也称为 I 期，又称临床期，指无明显症状和体征的肝癌。若肿瘤分单个结节，直径 < 5 cm，称为小肝癌，多数为早期

肝癌。还有一种是肝癌患者如果没有出现黄疸、腹水及没有发生远处转移，肝癌的肿块比较小，被称为肝癌早期。

没有血管侵犯，而且肝功能比较好，患者身体状态也比较好，在这种情况下，通过外科手术切除，可以达到治愈的目的。

医学上，如果患者开始实施治疗后，生存期超过5年，我们就认为是"临床治愈"了。对于< 3 cm的肿瘤，特别是单发的肝癌，5年存活的概率在50%以上。一些发达国家，由于早期综合治疗非常好，5年存活率已经达到60%，有的文献报道甚至可以达到61%。

所以说主要的原因是发现得早，早期诊断、早期治疗。对于中晚期肝癌，手术不能切除，也就是治愈的可能性相对较低。

科学知识普及、定期体检、进行针对性检查，是提高肝癌早期诊断率、提高5年生存率的最重要措施。

（二）晚期肝癌的治愈希望

如果肝癌肿瘤超过了5 cm，并且伴有转移的现象，这就属于晚期，患病后的主要临床症状为肝区疼痛、身体乏力、恶心呕吐、食欲减退、腹胀、身体消瘦等。一般生存期为3～6个月。查看晚期情况一般选择化疗、手术治疗和介入治疗等。

（三）得了癌症，别轻言放弃

在许多患者心里，自己到了癌症晚期，就意味着治不好了。这种想法其实是非常片面的，即使晚期癌症的治愈希望很渺茫。但也不意味着就要放弃治疗，反而应该放松心情，配合治疗。

八、肝癌患者的复查时间

（一）复查时间

肝癌患者手术后的前 3 个月内应每月均复查一次，如结果提示肿瘤无复发及新发灶，之后则每间隔 3 个月复查 1 次。应一直持续下去，不得擅自延长复查时间，如提示肿瘤复发，要及时就医并听从医生的建议。

（二）复查项目

1.血常规：血常规检查是最常见、实用的检查，对于观察患者的自身耐受情况、治疗效果、用药或停药、继续治疗或停止治疗、疾病复发或痊愈有着重要的指导意义。

2.肝癌肿瘤标志物：主要指甲胎蛋白，这是复查中较为重要的指标之一。对于肝癌患者，甲胎蛋白水平不应该和正常人相比，应该和上次治疗相比。此外，有些甲胎蛋白不能敏感且准确地反应患者病情的变化，可以选择其他的肿瘤标志物，如甲胎蛋白异质体（AFP-L3）、异常凝血酶原（DCP）等等。

3.肝功能检查：一方面，能反应患者肝脏目前的耐受情况；另一方面，医生也能从检查单里面发现患者身体的问题，为下一步治疗提供依据。

4.肝炎病毒学检查：对于有病毒性肝炎病史的患者，每次复查时，应该进行血清病毒学检查。病毒载量过高，会影响肝脏的正常功能，导致肝脏损伤，不仅会影响治疗的效果，还有可能会导致新的肿瘤发生。

5.凝血功能的检查：一方面，反映治疗后肝脏的负荷情况和前期治疗效果，为下一步治疗提供依据；另一方面，还可判断患者的预后及预测门静脉血栓的形成。

6.肾功能：由于治疗过程中使用的药物需要经过肾脏代谢，这无疑增加了肾脏的负担；对于有门静脉高压的患者，下肢循环不畅，会影响肾脏正常的代谢功能，可能出现蛋白尿和血尿等。因此，应定期复查肾功能，以便能在早期发现症状，避免出现严重后果。

7.影像学检查：一般包括 B 超、CT 和 MRI 等。由于 B 超的清晰度和成像机制，很多部位 B 超是无法清晰看到的，如腹膜后淋巴结、胰腺等。因此，对于肝癌患者一般不建议做 B 超，多采用增强 CT 和增强核磁。

九、患者的自我防治

肝癌患者自我防治要做到：接种肝炎疫苗；戒烟酒；控制

饮食、体重，积极运动；不吃发霉食物；定期安排体检（肝功能、甲胎蛋白、超声检查，可半年一次）；规律作息，不要熬夜。

有基础肝病的患者应积极预防肝癌，及时接受肝病内科抗肝炎治疗，定期服用抗病毒药物，肝功异常患者应服用保肝药物；戒烟酒，控制体重，控制体脂率，至少每半年检查生化、超声、甲胎蛋白。

如果术后患者预防肝癌复发，除上述注意事项外，应至少每3个月复查生化、甲胎蛋白、肝脏增强CT或肝脏增强MIR，并服用中成药或靶向药进行预防。